El Secreto de la Salud

Dolores Chipres

El Secreto de la Salud

Tu cuerpo tiene el poder para fortalecerse y sanar.

Milagrosa Medicina

Para realizar pedidos de este libro, contacte con:
Palibrio LLC
1663 Liberty Drive, Suite 200
Bloomington, IN 47403
Gratis desde EE. UU. al 877.407.5847
Gratis desde México al 01.800.288.2243
Gratis desde España al 900.866.949
Desde otro país al +1.812.671.9757
Fax: 01.812.355.1576
ventas@palibrio.com
611787

ÍNDICE

INTRODUCCIÓN 9

ALGO ACERCA DEL AUTOR............................ 10

AGRADECIMIENTOS 11

UNA LECCIÓN DE AMOR................................. 12

MI PRIMERA EXPERIENCIA CON LA
URINOTERAPIA 24

¿POR QUÉ EL AYUNO?.................................... 27

COMO CURA EL AYUNO DE ORINA 29

POR QUE SI A LOS AYUNOS DE ORINA 30

EL CALOSTRO Y LA ORINA 31

DUPLICAR EL CONSUMO DE FIBRA
4 DÍAS ANTES DEL AYUNO CON ORINA 32

LA IMPORTANCIA DE LAS LAVATIVAS O
ENEMAS ANTES DE LOS AYUNOS DE ORINA 33

COMO AYUNAR CON ORINA 35

COMO ACABAR EL AYUNO DE ORINA........... 38

CRISIS DE CURACIÓN CON URINOTERAPIA 40

ENFERMEDADES DEL SISTEMA DIGESTIVO
Y TESTIMONIOS DE SANACIÓN A TRAVÉS
DE LA URINOTERAPIA 42

¿QUÉ SON LAS AFECCIONES
DEL APARATO DIGESTIVO? 43

ENFERMEDAD INFLAMATORIA
DEL INTESTINO 45

COLITIS ULCEROSA 46

INTESTINO IRRITABLE 47

CÁNCER DEL COLON 48

DIVERTICULOSIS 50

ESTREÑIMIENTO O CONSTIPACIÓN 52

DIARREA 54

DEFICIENCIA DE VITAMINAS Y MINERALES ... 56

TERAPIA DE RELAJACIÓN 59

TERAPIA DE RELAJACIÓN PARA EL INTESTINO ... 61

DUCHA NASAL DE ORINA 62

CONJUNTIVITIS 62

PROTECCIÓN CONTRA LAS TOXINAS
Y RADIACIÓN 63

PARA LOS MEDICOS 64

ALIMENTESE SANAMENTE 67

COMO COMBINAR LOS ALIMENTOS 68

APRENDA A ALIMENTARSE 70

PROCEDIMIENTOS BÁSICOS 72

PROCEDIMIENTO PARA LAVAR Y
DESPARASITAR LAS VERDURAS 73

PROCEDIMIENTO PARA HIDRATAR
LA CARNE DE SOYA 74

SOYA Y SUS DERIVADOS 75

COMO PREPARAR GERMINADOS EN CASA 80

COMO PREPARAR YOGURT EN CASA 82

ENSALADAS 85

ADEREZOS 105

SOPAS Y CREMAS 119

GUISADOS 130

ANTOJITOS 146

SALSAS 166

POSTRES 177

BEBIDAS DIETÉTICAS 193

REPOSTERIA 210

NO EXISTEN ENFERMEDADES HAY IGNORANCIA, TU MEDICINA ESTA EN LA NATURALEZA MISMA.

LA NATURALEZA GENERA VIDA.

INTRODUCCIÓN

Con este libro intento ofrecer a los lectores, practicas beneficiosas que no solo Contribuirán a la curación y a la salud del cuerpo, la felicidad y el bienestar del espíritu, si no que los ayudara alcanzar una sabiduría profunda y liberadora en la vida.

Las enfermedades no se deben a la herencia genética ni a la mala suerte, si no que suelen ser causadas por nuestra ignorancia y un estilo de vida que se puede cambiar.

Unos de los motivos fundamentales que me han llevado a escribir este libro, puedo resumirlo en pocas palabras, ya que se trata de ahorrarse gran cantidad de problemas de salud, dolor y dinero a lo largo de la vida.

ALGO ACERCA DEL AUTOR

La Prof. Dolores Chipres estudio y se graduó con honores en el estado de Washington.

Recibió la placa de honor que otorga The SuperIntendent of Public School Department of State Migrant Education, por sus destacados estudios.

Recibió una beca por SPI State Migrant Education, para seguir sus estudios.

En los Ángeles, California decidió emprender estudios que le permitieran vivir saludablemente.

Adquirió grandes conocimientos acerca de métodos hidroterapeuticos, naturistas, urino terapia, iridiologia y nutrición.

El interés principal de la Prof. Dolores Chipres se ha dirigido en enseñar a las personas a adquirir salud y a conservarla.

AGRADECIMIENTOS

Quiero darle las gracias a todas las personas que directa o indirectamente hicieron posible este libro.

A mi gran amigo el Dr. Joan Moore que en los momentos más difíciles de mi salud, me apoyo usando su buen juicio y habilidades Profesionales. Me alentó durante las primeras etapas de esta creación, sin su apoyo este libro no hubiera sido posible.

A mi gran compañero y esposo le manifiesto mi gratitud agradezco profundamente su buen juicio, que siempre encontró tiempo en su vida para hablar conmigo y darme apoyo y cariño.

EL REGALO MÁS PRECIADO

Mi hijo mi más grande tesoro quiero agradecerle desde lo más profundo de mi corazón por su plena comprensión, tolerancia y amor es mi inspiración para crear esta obra.

UNA LECCIÓN DE AMOR

Una fría noche de Diciembre en la ciudad de Hebrón, Jeremías, un hombre joven de aspecto abandonado, no debe haber tenido más de 35 años, fue muy rico.

Su rostro reflejaba la derrota y la tristeza. Estaba parado viendo a través de una ventana, las luces que iluminaban la ciudad.

No sabía cómo hacer para seguir adelante y creía que se daría por vencido. Se le acercó Benjamín su fiel servidor y dijo: mi amo, porque estas parado viendo fijamente tan pensativo.

Estaba pidiéndole perdón a Dios por mis errores y suplicándole que me diera otra oportunidad de vivir, fue la contestación de Jeremías.

Su lucha contra el cáncer era sufrida y persistente difícilmente curable.

En esas condiciones no podía trabajar ni ocuparse de sus cosas.

A pesar de haber sido dueño de una gran fortuna sus finanzas se debilitaron buscando su salud, sin encontrarla.

De repente, vio junto al ventanal a un anciano temblando de frío, con sus pies descalzos y sucios; el abrigo desgastado y roto.

Con sus arrugadas manos sostenía un bastón gastado propio del uso. Jeremías lo miró más detenidamente y pregunto a su servidor ¿Quién es ese hombre?....

Benjamín contestó: no lo conozco mi señor; nunca antes lo había visto.

Jeremías sintió compasión de solo pensar en el frio que estaba pasando ese pobre hombre.

Esta persona debía ser alguien que necesitaba ayuda, razonó Jeremías.

Cuando el anciano estuvo en presencia de Jeremías unas lágrimas salieron de sus agotados ojos.

Sus lágrimas expresaban mucho dolor, que le fue difícil a Jeremías, preguntarle o consolarlo.

Cuando el anciano ya estaba más tranquilo, después de una larga pausa dijo: gracias por darme hospitalidad, hoy en día hay pocas personas caritativas que abren su corazón.

El anciano repetía su agradecimiento por la gentileza y buenos sentimientos de Jeremías.

Después de una pausa el anciano dijo: no tengo con que pagar, lo único que tengo es este viejo cofre de madera.

Jeremías contestó un poco confuso: no te preocupes, no tienes que pagarme nada, y precisamente por caridad te suplico que aceptes mi ayuda;

Pues creo que Dios me ha enviado un castigo con una enfermedad mortal.

Si he de morir por lo menos el tiempo que me quede de vida quiero irme por la senda del bien.

Ojala Dios me perdone y pueda salvar mi alma.

Con un semblante apacible y una dulce sonrisa en los labios, replico el anciano:

"Dichoso tu que has reconocido tus faltas...."

Como solo un portador de verdades absolutas puede hacerlo: dijo el anciano.

Algunas enfermedades son causadas por nuestro propio desacierto pero algunas son para que no caigamos en las garras del mal.

Los hombres han endurecido sus corazones; la ambición los ha segado.

Llenan sus vidas con miles de cosas por el afán de buscar falsos tesoros; pues donde está su tesoro allí está también su corazón.

¿No vale más la vida que el alimento y el cuerpo que el vestido? (Mt 6,25)

Toda la humanidad vive a ciegas, han olvidado que son bendecidos con la vida, que la verdad ha sido revelada, pero no obtienen el conocimiento de ella, ¿Cómo pueden oír si están sordos?

Se les muestra la verdad pero sus ojos no la ven.

La ambición los mantiene distraídos, ocupados y ansiosos.

No buscan la verdadera luz de la esperanza. Para ellos es más fácil el camino del mal y el engaño.

Mientras el anciano seguía hablando, su cara cambió de aspecto y su ropa se volvió de una blancura fulgurante.

El tiempo se detuvo, un profundo silencio reino no solo en el interior sino también en el exterior. Un aroma a flor invadió aquel lugar.

El lugar se llenó con una luz muy brillante, nunca antes vista.

Jeremías tenía su cabeza hacia el suelo, sus ojos estaban llenos de lágrimas. Estaba perdido en la grandeza de las palabras de aquel sabio. Era difícil digerir cada palabra. De pronto, un sueño profundo invadió a Jeremías: quedó perdido en el tiempo.

A la mañana siguiente, Benjamín, su fiel servidor, tocó la puerta. El ruido hizo despertar a Jeremías.

Cuando logró abrir sus ojos vio que el cuarto estaba lleno de una luz brillante que entraba por la ventana, una luz nunca antes vista.

Empezó a oler, un hermoso aroma a rosas que explicarlo con palabras sería imposible.

Después de unos minutos benjamín tocó la puerta de nuevo.

Con una voz suave Jeremías respondió: puedes entrar Benjamín. Cuando Benjamín estuvo en su presencia, Jeremías le pregunto: ¿Donde está el anciano?

Benjamín se quedó confuso por un instante y pregunto: ¿Cuál anciano mi señor?

Jeremías se quedó en silencio por un momento y después de una larga pausa dijo: Benjamín, puedes retirarte, deseo estar solo.

Todo empezó a cobrar sentido para Jeremías. Su alma quedó en quietud. Era tan inmensa su paz, que sentía flotar.

De pronto escucho un sonido hacia la ventana, era una hermosa paloma blanca, picoteo tres veces en el ventanal y voló.

De repente Jeremías se estremeció, sus ojos se abrieron desmesuradamente, era real lo que estaba viendo, no un delirio de su mente.

"¡el cofre de madera!" estaba encima de una mesa al lado del ventanal.

Aun aturdido finalmente se acercó donde estaba el pequeño cofre de madera.

Lo abrió lentamente, en el fondo había un papel doblado.

Lo tomo con cuidado y lo abrió.

Decía: Jeremías fui enviado por que tu oración ha sido escuchada.

Todo el que pide recibe, el que busca halla, y al que llama a la puerta se le abrirá (Lc. 11, 9, 10).

Tú eres el único que podía verme.

Yo siempre estoy contigo cuando te acuestas, cuando te levantas y en todo momento.

La verdad te hará libre.

Tienes todo el poder que necesitas para sanar.

El ayuno verdadero doblega todo lo que hace daño.

¡Toma el agua de tu propia cisterna, bebe el agua que brota de tu fuente! (16) No permitas que tus aguas se pierdan fuera, que las vean correr por las calles. (17). Que sean solo para ti y no para extraños (proverbios 5).

Bendita sea tu fuente.

"De el saldrán ríos de agua viva".

He llegado al final de mi viaje....

La cara de Jeremías se llenó de lágrimas. Hincándose de rodillas pidió perdón y dio las gracias hasta el cansancio. Conmovido, dijo entonces:

No sé porque dudan que hay un Dios que dio su vida por el amor que nos tiene.

La imagen y profunda mirada de aquel anciano, que se encontró con Jeremías en el infinito. Había quedado fundida en todo su ser.

Jeremías cambió radicalmente a partir de ese día.

No perdía la oportunidad de transmitir a cada persona lo que conocía.

TRATAMIENTO A BASE DE ORINA

PARA CURAR TODO TIPO DE ENFERMEDADES

LA ORINA ES
"AGUA VIVA"
LA MEJOR MEDICINA

EL AYUNO CON ORINA CURA ENFERMEDADES Y PURIFICA EL ALMA. DESPIERTA EN SUS CORAZONES EL AMOR A DIOS Y AL PRÓJIMO.

APRENDERÁ APRECIAR LA VIDA Y A TENER FE.

MI PRIMERA EXPERIENCIA
CON LA URINOTERAPIA

El año 1988 es una fecha inolvidable para mí. Mi madre no asistió a mi graduación de la High School, por motivos de salud. Tenía 38 días internada: Por accidente se quemo el pie derecho.

El problema se le fue agravando por la diabetes y la falta de circulación en la sangre. Todos los días en las primeras horas de la mañana los médicos revisaban su pie y le cortaban tejido muerto.

Los médicos creyeron que sería imposible cualquier intento por salvarle su pie y decidieron llamar a toda la familia para informarnos que tenían que amputarle el pie, ¡si le podíamos llamar pie! porque de el tobillo hacia abajo (se dejaba ver todo el hueso) había perdido gran parte de su carne. Recuerdo que eran como las 11 de la mañana y a otro día tendría la cirugía, a las 3 de la tarde.

Una amiga nuestra nos suplico que inmediatamente la pusiéramos en ayuno de orina. Mi mamá estaba desconcertada, pues su deseo por sanar era grande pero no quería beber la orina. Nuestra amiga le dijo tu eres la única persona que puede ayudarse así mismo, si tienes el verdadero deseo de sanar. Porque dentro de ti mismo encontraras la salud. Así que pídele a Dios para que te de la fuerza que necesitas para resistir la tentación de comer. Mi madre entendió y decidió ayunar. El alimento que las enfermeras traían por la mañana ya no se lo comió, se alimento con orina todo el día y durante la noche.

El médico la visitó por la mañana en su usual visita y procedió a quitar las vendas al pie de mi madre cual fue su sorpresa que la poca carne que le quedaba al pie de mi madre estaba rosada, (era carne viva) el médico llamo por teléfono no se a quien, pero llegaron dos médicos, se vieron unos a otros asombrados.

Tomaron la decisión de posponer otro día más la cirugía. Mi madre continuo con el ayuno de orina.

Al siguiente día cuando el médico volvió a revisar el pie, se encontraba mejor que el día anterior. A los 15 días siguientes la dieron de alta porque su pie ya estaba encarnando. Mi madre ayunó 10 días ininterrumpidos, siguiendo con una alimentación balanceada. En dos meses aproximadamente su pie ya estaba todo encarnado, (un poco deforme pero sano).

¿POR QUÉ EL AYUNO?

El ayuno representa un arma muy poderosa para luchar contra el mal del cuerpo y espíritu. El ayuno debilita el pecado original y nos abre el camino hacia Dios.

El ayuno nos da alegría, expulsa el odio de nuestros corazones y atrae la misericordia.

La primera orden del ayuno fue dada a Adán: "No debes comer", es la ley del ayuno.

Jesús fue llevado por el espíritu al desierto a hacer un ayuno durante cuarenta días y cuarenta noches, para ser tentado por Satanás.

Moisés ayunó antes de recibir las tablas de la ley.

Elías ayunó antes de encontrar al Señor en el monte Horeb.

EL verdadero ayuno tiene como finalidad comer el "alimento verdadero" hacer la voluntad del padre.

Con oración y ayuno, arrepiéntete con sinceridad de tus pecados. Para que el Padre Celestial que ve en secreto te de su protección y te recompense.

Cuando ayunes, se un buen Samaritano, socorre al necesitado con el alimento que tu no consumiste para que permanezcas en el amor a Dios y tengas conciencia que el prójimo que pasa dificultades no te es extraño.

COMO CURA EL AYUNO DE ORINA

Al ayunar el cuerpo utiliza toda su energía vital para liberarse de toxinas acumuladas la regeneración se inicia solo cuando el organismo se a purificado o en otras palabras, cuando a removido lo indeseable. El proceso de regeneración celular solo lo puede lograr la orina con una eficacia divina por todas las sustancias que la componen. La orina construye nuevos tejidos en todos tus órganos dañados. Purifica la sangre y fortalece todo tu cuerpo. Da salud a todo tu organismo

Los medicamentos alópatas simplemente controlan síntomas y dañan tus órganos sanos y enfermos.

POR QUE SI A LOS AYUNOS DE ORINA

POR QUE NO A LOS AYUNOS DE AGUA

Mi opinión personal y experiencia me han mostrado que EL AYUNO DE AGUA DESINTOXICA PERO NO RECONSTRUYE Y DESMINERALIZA.

EL AYUNO DE ORINA DESINTOXICA Y RECONSTRUYE por que la orina contiene todas las vitaminas, minerales y antioxidantes que nuestro cuerpo necesita para fortalecerse y sanar.

NUESTRO CUERPO TIENE EL PODER DE FABRICAR NUESTRAS PROPIAS VITAMINAS.

EL CALOSTRO Y LA ORINA

El calostro de la leche materna y la orina contienen sustancias similares con la misma eficacia y potencia apoyan al sistema inmunitario porque está lleno de diversos factores inmunoestimulantes que protegen su organismo.

DUPLICAR EL CONSUMO DE FIBRA 4 DÍAS ANTES DEL AYUNO CON ORINA

Las personas necesitan tomar suplemento de fibra, como he podido comprobarlo. Mientras más limpio tengan el intestino antes de los ayunos de orina más rápido recibimos los beneficios de la terapia de orina.

Incremente la cantidad de agua cuando tome fibra porque la fibra absorbe mucha agua.

Busque una marca confiable. Una de las mejores que yo conozco se llama

Nutrient-C. Esta fibra ayuda a formar heces grandes y blandas y ayuda a estimular la peristasis y mover lo estancado a través del tracto digestivo. Puede encontrarla en la página: www.nutrientc.com

Siga las instrucciones que aparezcan en la etiqueta.

Tomar suficiente fibra disminuye el riesgo de contraer enfermedades.

LA IMPORTANCIA DE LAS LAVATIVAS O ENEMAS ANTES DE LOS AYUNOS DE ORINA

El lavado intestinal es un factor muy importante para ayudar a desintoxicarnos de sustancias toxicas y tener más limpio el intestino antes del ayuno y lograr que llegue la crisis curativa lo más pronto posible.

PROCEDIMIENTOS PARA ESTAS APLICACIONES

Para aplicar la lavativa o enema utilizara su propia orina, la cantidad variará según lo que orine al momento de la aplicación y agregar agua si es necesario. Emplea menos de ½ litro para un niño o hasta un litro para un adulto a la vez.

Recostarse al lado izquierdo y poner el enema ½ litro para un niño y un litro para un adulto. Después recostarse al lado derecho y hacer el mismo procedimiento. El recipiente para el enema lo puede adquirir, en cualquier farmacia. Busque una que tenga cánula tipo sonda.

Otro tipo de lavado intestinal es la irrigación colonica. Es un lavado donde se utiliza mucha agua pero este debe ser realizado por una persona con experiencia en aplicar este lavado.

Este lavado no es necesario si sigue el procedimiento de tomar fibra y aplicar el enema, por que el ayuno de orina terminara de desintoxicarnos.

COMO AYUNAR CON ORINA

Cuando ayunamos el organismo recupera sus energías. El ayuno debe ser de 3 a 7 días para problemas de salud no muy graves. Para problemas muy serios como el cáncer, tumores, riñones etc. Los ayunos pueden prolongarse de 15 a 40 días.

El ayuno deber ser absoluto ingerir solo orina y agua con esto le estamos permitiendo al organismo que utilice todas sus fuerzas que dispone para sanar.

Inicie su tratamiento de orina tomando la primera orina de la mañana.

Empezar con los ayunos, cuando ya perdieron el asco, o se sientan preparados para hacer el ayuno.

Tomar la orina lo más fresca posible no más de 10 minutos después de emitida, para que no se contamine.

Tomar solo la orina intermedia desechar la primera y la ultima.

No tomar orina de otra persona.

Tomar su propia orina, si orina muy poco o casi nada y está muy concentrada por algún problema renal, no importa, tómesela. El volumen de orina irá aumentando cada día (muy importante el ayuno para los problemas renales).

Los niños no deben de ayunar, pero si deben cambiar su alimentación y tomar la orina.

Deben de tomar jugos de verduras crudas, frutas, ensaladas y leche de soya preparada en casa tomar suplementos de extra fibra y aplicar enemas o lavativas y lo más importante, tomar toda la orina que pueda tomar.

Si usted está tomando medicamentos, puede ayunar con orina.

Deberá ir reduciendo poco a poco su consumo, entre mas ayune y tome su orina, necesitara menos de ellos.

La orina puede tomarla cualquier persona con seguridad y confianza.

Solamente en Dios debemos confiar, los ayunos con orina te curaran cualquier problema de salud.

Tomar de 2 a 3 litros de orina al día incluyendo la de la noche.

Después de acabar con su ayuno debe de seguir tomando la primera orina de la mañana.

Al gobierno, la ciencia médica, los médicos y a los medios de comunicación no les interesa dar a conocer que con su propia orina se puede curar porque dejarían de ganar miles de millones de dólares.

En otro libro te contare mi propia historia de curación.

Mi historia es muy larga con muchos años de sufrimiento.

Me gaste mi fortuna buscando salud sin encontrarla, solo la vine a encontrar con los ayunos de orina. Por ahora es más importante que dejes de sufrir tu si estás enfermo y no encuentras el camino de sanación.

Empieza hoy mismo!!!!!!!

COMO ACABAR EL
AYUNO DE ORINA.

Si su ayuno es de 3 a 7 días el primer día tomar solo líquidos, jugo de frutas y verduras como zanahoria, naranja, lima, melón, etc.

El segundo día puede comer frutas con mucha agua. Como por ejemplo; sandía, uva, melón, limas, naranjas, piñas, etc.

El tercer día incluya ensaladas y frutas.

El cuarto puede comer sopas de verduras cosidas, ensaladas y frutas.

El quinto comer normal con forme a las recetas de comida de este libro.

Si su ayuno es de 15 a 40 días.

Los primeros 2 días tomar jugos de frutas y verduras que no contengan mucha fibra como zanahoria, naranja, lima o melón.

Después del segundo día hasta el quinto día comer frutas y verduras con mucha agua como sandia, melón, uvas, naranjas, piña, lima, lechuga, jitomate, etc.

Después del quinto día puede comer verduras cocidas, ensaladas y frutas hasta los 10 días.

Después de los 10 días comer normal conforme a las recetas de comida de este libro.

Muy importante acabar de esta forma los ayunos. Los ayunos prolongados son peligrosos como he podido comprobarlo.

CRISIS DE CURACIÓN CON URINOTERAPIA

En la crisis curativa se presentan síntomas que padecimos en el pasado.

Una crisis de curación dura dos o tres días aproximadamente, en algunas personas la crisis curativa se prolonga más.

La crisis curativa se presenta cuando mejor nos estamos sintiendo, por que el ayuno con orina está remplazando antiguos tejidos por nuevos.

La crisis curativa puede presentarse durante el ayuno con orina o después del ayuno. Hay ocasiones que se necesita más de una crisis curativa para sanarnos totalmente.

La crisis curativa sana primero los padecimientos recientes, después sana las enfermedades que se han acumulado a lo largo de la vida.

La crisis se presenta breve o severa según las condiciones del paciente.

He visto personas que manifiestan síntomas curativas como diarrea, erupciones en la piel, dolores de cabeza o dolores en las articulaciones, gripa, eliminación de moco y otros desechos bronquiales.

Conozco muy bien las crisis curativas del ayuno con orina, en mi propia persona, porque he ayunado hasta 35 días ininterrumpidos. También he dirigido el ayuno de muchas personas.

Estoy absolutamente convencida de el gran valor de ayunar con orina y de llevar una vida sana.

Viva sin temor a las enfermedades. La muerte por enfermedad no existe.

El secreto de la salud es volver a la naturaleza y las leyes de Dios.

ENFERMEDADES DEL SISTEMA DIGESTIVO Y TESTIMONIOS DE SANACIÓN A TRAVÉS DE LA URINOTERAPIA

¿QUÉ SON LAS AFECCIONES DEL APARATO DIGESTIVO?

Por lo general es consecuencia de malos hábitos alimenticios, estrés y la ingesta de medicamentos irritantes.

Que conduce a un estreñimiento crónico, provocando la generación del mismo.

Hay que acostumbra al intestino a que evacue diariamente.

Puedo a asegurarle que las enfermedades más graves que afectan a la humanidad son a causa de estreñimiento.

PONDRE UN EJEMPLO

Su pongamos que usted cocino un pollo y lo deja unos días al intemperie, en un clima caliente, ¿qué sucedería con el pollo?, se echaría a perder convirtiéndose en veneno y tóxicos.

Eso es lo que sucede en nuestro organismo, el estreñimiento retiene productos tóxicos que son absorbidos por las sangre y así envenenado todos nuestro órganos.

A hora cuando vaya con su médico y le diga que es normal evacuar 4 veces o menos por semana usted ya sabrá que contestarle.

ENFERMEDAD INFLAMATORIA DEL INTESTINO

A la Sra. Yin de Nueva York le diagnosticaron esta enfermedad. A veces tenía diarrea con sangre, le recetaban medicamentos antiinflamatorios cada vez más potentes los cuales le estaban ocasionando efectos secundarios, problemas todavía más serios que la propia enfermedad que le estaban tratando.

Esta Sra. ya tenía conocimiento de la orina pero no quería tomársela por asco.

Fue convencida por sus familiares de ayunar con orina. Ayuno 20 días ininterrumpidos, cambió su alimentación y así recupero su salud.

COLITIS ULCEROSA

Al Sr. Robert de los Ángeles, California le diagnosticaron colitis ulcerosa y cada vez necesita más medicamentos supresores, le recetaron medicamentos para controlar los síntomas, sus síntomas eran dolor abdominal y diarrea su situación empeoraba, el médico le dijo que su única alternativa que le quedaba era operarlo quitarle un trozo de colon, cansado de tanto medicamento sin ver resultado se sometió a la terapia de orina, ayuno 28 días y modifico su alimentación, quedando completamente curado y con esto se curó de otros problemas más de salud que tenia.

INTESTINO IRRITABLE

Puede tener dolor abdominal (cólicos) dolor o punzadas que producen ardor. Presenta problemas con la evacuación puede ser estreñimiento o diarrea o los dos de forma alternada.

Puede presentar indigestión con flatulencia, abotagamiento, eructos, o nausea estos síntomas pueden presentarse todos o algunos de ellos. Para tratar esta afección hacer mismo tratamiento de estreñimiento el ayuno de orina.

La orina tiene bacterias benéficas y enzimas digestivas que le restauran la flora intestinal le controla las bacterias malas.

CÁNCER DEL COLON

El sistema digestivo, es el área del organismo que más expuesta esta a sustancias toxicas y cancerígenas.

Por fortuna contamos con nuestra propia medicina (la orina) que es un potente antiinflamatorio y una defensa natural contra los radicales libres:

Sus propias bacterias "**amigables**" corrigen la mala absorción de nutrientes.

La orina contiene potentes propiedades inmunoestimulantes y enzimas que mata bacterias malas, combate infecciones e inflamaciones.

Todas la vitaminas, minerales y antioxidantes que tiene la orina combaten la formación de radicales libres que causan cáncer.

La orina alimenta y fortalece el sistema inmunitario y protege tu cuerpo contra el estrés, lo cual es crucial cuando se está luchando contra el cáncer.

La orina es una sustancia potentísima anti cancerígena que regenera el revestimiento del tracto digestivo, donde difícilmente podrán sobrevivir bacterias malignas.

DIVERTICULOSIS

Es una enfermedad del colon o intestino grueso, se forman bolsitas que retienen heces, las personas pueden llegar a tener cólicos o retorcijones en la parte izquierda inferior de su abdomen y pueden tener abotagamiento y estreñimiento si presenta fiebre y estreñimiento (puede ser una infección).

Si se infectan los divertículos, se le llama diverticulitis.

Sus síntomas pueden ser como dolor, fiebre, nausea, vomito, cólicos, estreñimiento y escalofríos.

Para estos problemas primero tenemos que ayunar con orina de 15 a 30 días dependiendo lo crónico.

Porque los ayunos de orina reparan el tejido dañado del sistema digestivo, desinflaman y curan los divertículos.

Después hay que alimentarnos conforme a las recetas de comida de este libro.

Este libro contiene una suficiente cantidad de recetas de comida que lo ayudara a consumir muchas frutas y verduras.

Si desea una variedad más amplia de recetas de comida busque mi libro:

"El alimento que tu cuerpo necesita"

Contiene más de 500 recetas naturistas y vegetarianas que te ayudaran a alimentarte sanamente.

Para los problemas de divertículos necesitara duplicar el consumo de fibra con suplementos de fibra. Considere tomar suplementos que tengan niveles óptimos de fibra de dos a tres veces al día. Las cantidades suficientes de fibra ayudan a detener que se formen nuevas bolsitas en el intestino.

Busque una marca confiable de fibra soluble.

En mi experiencia una de las mejores que conozco se llama Nutrient-C y puede encontrarla en www.nutrientc.com. Esta fibra se liga a las heces dentro del tracto digestivo y empuja todo lo estancado hacia afuera del intestino.

ESTREÑIMIENTO O CONSTIPACIÓN

Si usted tiene este padecimiento y les pide ayuda a los doctores (tradicionales) le dirán que es normal.

La medicina tradicional no cura el estreñimiento por tal motivo las personas gastan millones de dólares cada año tratando de encontrar el alivio, en laxantes o purgantes.

Comentario: los laxantes debilitan, irritan, congestionan, degeneran y paralizan los músculos del intestino.

Hay muchos grados de estreñimiento desde 1 evacuación cada 2 días o hasta solo una por semana.

Para solucionar este problema primeramente nuestra (orina) el ayuno.

En este libro usted encontrara una gran variedad de recetas de comida altas en fibra.

Si deseas una variedad más amplia de recetas de comida busca mi libro:

"El alimento que tu cuerpo necesita"

Contiene más de 500 recetas naturistas y vegetarianas.

Tomar suplementos de fibra una marca confiable puede ser Nutrient-C.

Página:www.nutrientc.com siga las instrucciones que aparezcan en la etiqueta y beba mucha agua.

DIARREA

Aun que no lo crea a veces la diarrea es puede ser beneficiosa para usted.

Esta actividad es poderosa defensa orgánica. Su causa puede ser que se intoxico o en otras palabras que ingirió algo que le hizo daño (bacteria, parásitos) o irritación de la pared interior del intestino.

No tome medicamentos antidiarreicos por que estos detienen el proceso eliminatorio de materias toxicas, que el tracto digestivo está tratando de desechar.

La orina es un antiinflamatorio potentísimo que le cura el revestimiento inflamado y la irritación.

La orina está llena de potentes bacterias buenas y enzimas digestivas que le cura el área lesionada y alivian la diarrea.

Cambie su alimentación, este libro contiene una gran variedad de alimentación naturista y vegetariana.

Si deseas más variedad de recetas de comida busca mi libro:

"El alimento que tu cuerpo necesita"

Evite la lactosa (leche) prefiera leche de soya, avena, amaranto, almendras, nueces, mijo, ajonjolí, arroz integral, o avena prepárela usted mismo o busque una marca confiable.

Comentario: Doch Internacional Vitacell tiene una leche muy alimenticia a base de 7 granos página de internet: www. nutrientc.com

DEFICIENCIA DE VITAMINAS Y MINERALES

Un sistema digestivo sucio y en malas condiciones impide digerir los alimentos y absorber los nutrientes, por consecuencia hay anemia, debilidad y nerviosismo.

Para curar cualquier enfermedad por muy grave que sea, primero tenemos que curar nuestro intestino.

El ayuno con orina limpia y desintoxica todo el tracto digestivo, repara, fortalece y corrige la mala absorción de nutrientes. La orina está repleta de potentes vitaminas y minerales que nutren el sistema digestivo y todo el organismo.

A las personas que padecen problemas de salud ni siquiera las vitaminas médicas más costosas, podrán ayudarlos a la curación de las enfermedades.

La orina es el único multivitamínico de alta potencia que existe con balance perfecto, que nos ayuda a reconstruir todas las células dañadas y mantener el PH alcalino en nuestro organismo.

(Testimonio)

Un hombre de 34 años estuvo gravemente enfermo, de anemia insomnio y problemas cardiacos. Todo ese tiempo consulto muchos médicos la mayoría de ellos coincidieron que tenia deficiencia de vitaminas. le administraron muchas vitaminas que no tuvieron éxito. Finalmente este hombre decidió ayunar con su orina y modifico su alimentación a los 6 meses ya estaba totalmente curado. Esto nos demuestra la importancia de ayunar con nuestra propia orina.

Cuando estamos gravemente enfermos solo la orina puede aportarnos el balance perfecto de todas las vitaminas y minerales que nuestro organismo necesita.

Venimos de un ser perfecto, Que nos hiso perfectos, el organismo solo necesita orina y alimentación sana para recuperarse y sanar.

Si tan solo las personas pudieran darse cuenta del error médico en que vivimos buscarían una salida inmediata para encontrar su salud.

Queremos hacer responsable a Dios de nuestras enfermedades.

Nuestra ignorancia nos convierte en victimas y somos presa fácil del poderoso enemigo la (ciencia médica).

Sanos y enfermemos se encuentran sin defensas para proteger su salud.

TERAPIA DE RELAJACIÓN

Acuéstese bocarriba con la espalda recta en un lugar silencioso, que no vaya a ser interrumpido.

Cierre los ojos y empiece a traer recuerdos a su mente de cuando era muy chiquito de 4 o 5 años o más pequeño. Ahora elija de esos recuerdos solo los que le hagan sentir mucho placer ejemplo; algún juguete un lugar una comida etc. Mantenga su atención lo más que pueda sintiendo el placer de ver como disfrutaba cuando era pequeño.

Si le vienen a la mente pensamientos negativos desplácelos y vuelva su atención a los recuerdos que le causen placer. Practique esta terapia durante 10 o 15 minutos al día.

Trate de hacer esta terapia todos los días sin falta. El mejor momento es en la mañana antes de sus actividades cotidianas.

El tiempo que le dedique y la regularidad con que lo haga es lo que le permitirá cosechar grandes beneficios.

La terapia de relajación le reducirá el estrés en el interior del cuerpo como los riñones, el corazón, los intestinos etc. Y acelera la curación de los órganos lesionados.

La urinoterapia junto con la terapia de relajación tiene el potencial de curar cualquier enfermedad por muy difícil que parezca.

TERAPIA DE RELAJACIÓN
PARA EL INTESTINO

El estrés le cobra un precio muy caro a nuestra salud. La relajación es muy importante porque nos ayuda a combatir de manera más eficaz los problemas digestivos.

El estrés molesta y restringe la libertad y el movimiento del intestino.

Le explicare como hacer un ejercicio muy sencillo de relajación, pero muy eficaz para relajar los intestinos.

Acuéstese bocarriba con la espalda recta en un lugar silencioso, que no vaya a ser interrumpido. Cierre los ojos, y enfoque su atención en su estomago. Hará respiración abdominal, moverá solo el estomago con cada respiración. Empezara a sentir como sus intestinos se están relajando.

Practique esta relajación durante 10 a 15 minutos al día.

DUCHA NASAL DE ORINA

Muy eficaz para alergias, sinusitis, resfriados y gripes. En un recipiente o una irrigadora ponga su orina fresca. Échese suficiente orina en un orificio mientras cierra el otro. Échese orina varias veces en cada orificio y escúpala por la boca.

CONJUNTIVITIS

La orina lo más potente para curar la conjuntivitis. En menos de 24 horas usted puede curarse de la conjuntivitis por muy difícil que parezca.

Lave sus ojos cada 15 minutos con orina fresca no más de 10 minutos después de emitida en menos de 3 horas usted estará viendo resultados.

PROTECCIÓN CONTRA LAS TOXINAS Y RADIACIÓN

✓ Modifique sus hábitos alimenticios

✓ Coma alimentos orgánicos

✓ No fume

✓ No tome bebidas alcohólicas, café y refrescos.

✓ Evite exponerse a sustancias químicas.

✓ No coma alimentos cancerígenos

 (Jamón, enlatados etc.)

✓ Elija un trabajo que no le obligue a estar expuesto a radiación

✓ No permita que le hagan radiografías

✓ No viva cerca de una zona de radiación

✓ Reduzca al mínimo la exposición a productos de limpieza

PARA LOS MEDICOS

El verdadero trabajo de los médicos debería ser orientar a sus pacientes a cómo conservar su salud.

Por desgracia se hallan muy ocupados diagnosticando enfermedades que con frecuencia no pueden curar.

Los mismos médicos lamentan su falta de preparación en el campo de nutrición.

Es triste que cada vez más personas sufran enfermedades y dolor innecesario que ocasionan quienes se enriquecen cada día más a expensas de la salud humana.

Vivimos en un mundo de engaños que resulta difícil de ver.

EL HOMBRE SE EMPEÑA EN AUTODESTRUIRSE.

Para conservar y obtener la salud debemos de conocer los mecanismos naturales del funcionamiento del cuerpo.

Debemos respetar las leyes naturales de la naturaleza sin violar sus principios.

RECETARIO DE COMIDA NATURISTA Y VEGETARIANA

ALIMENTESE SANAMENTE

Coma los alimentos que lo benefician si tiene verdaderos deseos de lograr la salud.

Las enfermedades suelen presentarse con mayor violencia por falta o ignorancia del valor nutritivo de los alimentos.

Cuando ayunamos, tomamos nuestra orina y mejoramos la alimentación recuperamos la energía la vitalidad y la salud.

COMO COMBINAR LOS ALIMENTOS

Es muy importante saber mezclar los alimentos, para evitar trastornos digestivos, como irritaciones, congestiones e inflamaciones.

El éxito para conservar la salud depende de una buena nutrición y que tengamos buenas digestiones.

Verduras que no se deben mezclar.

- Aguacate y champiñones con leche (utilice leche de soya para sustituirla).
- Elote con papa
- Papa con avena
- Papa con tortilla o tostadas
- Jitomate con limón(no incluyo el vinagre por que jamás debe ser utilizado en su dieta).

Frutas que no se pueden combinar jamás son las dulces con las acidas.

Trate de no mezclar más de 2 frutas a la vez aunque sean compatibles.

Frutas que son compatibles y pueden mezclarse entre sí:

Frutas Dulces:

Mango, mamey, zapote, papaya, manzanas, plátano, chico zapote, guayaba, durazno, higos, jícama, etc.

Frutas acidas:

Mandarina, naranja, limón, chabacano, piña, fresas, toronjas, etc.

Estas frutas siempre deben de comerse solas. En otras palabras no combinarlas con nada.

Pitaya, granada, sandia, zarzamoras, melón, uvas, tunas, ciruelas, etc.

Frutas que pueden mezclarlas con pan:

Guayaba, mango, higos, manzana, chico zapote, papaya, pera, etc.

(Nunca coma plátano con pan).

Frutas que puede comerlas con yogurt o requesón:

Mango, durazno, mamey, manzana, plátano, higos, papaya, pera, fresas, chico zapote, etc.

APRENDA A ALIMENTARSE

Muy importante comer alimentos crudos entre 5 y 6 verduras y 2 o 3 frutas al día.

Este libro contiene una gran variedad de recetas, (jugos y ensaladas) son alimentos vivos, necesarios para fortalecer nuestro cuerpo y gozar de una vida larga y saludable.

Si desea una variedad más amplia de comidas busque mi libro:

"El alimento que tu cuerpo necesita".

Coma varias veces al día combinaciones sencillas, en cantidades pequeñas.

Desayune bebidas vegetales, ensaladas o frutas.

Coma alimentos proteínicos al medio día.

Cene ensaladas y almidones. Ayudan a tranquilizar el sistema nervioso e inducen a un sueño relajante.

Procure no usar demasiado aceite en sus alimentos. Cualquier tipo de aceite resulta pesado para el hígado y la vesícula. Este libro contiene una gran variedad de aderezos y guisados que no incluyen aceites.

Los alimentos deben de masticarse bien antes de ser ingeridos.

No coma comidas muy frías o muy calientes porque irritan los tejidos del estómago.

Coma solo alimentos que le nutran. De otra manera nunca podrá satisfacer su hambre.

Elimine la sal de su dieta o úsela lo menos posible.

Coma menos féculas y proteínas pesadas.

No coma azúcares, arroz blanco, pan blanco, carnes cualquier tipo y chocolates.

No tome bebidas alcohólicas, café y refrescos.

No coma alimentos enlatados, vinagre y productos lácteos pasteurizados.

PROCEDIMIENTOS BÁSICOS

PROCEDIMIENTO PARA LAVAR Y DESPARASITAR LAS VERDURAS

Con un cepillo suave o duro dependiendo de la necesidad lave perfectamente bien las frutas o verduras.

Para desparasitar ponga agua en un recipiente agregue una cucharada de sal por litro de agua.

Disuelva la sal, agregar las verduras, dejar 10 minutos no exceder el tiempo de desparasitación por que destruye vitaminas y minerales.

Después de los 10 minutos enjuagar la verdura con agua purificada.

Para desparasitar con plata coloidal ponga ½ cucharada o 20 ml. por litro de agua, dejar 10 minutos como máximo.

PROCEDIMIENTO PARA
HIDRATAR LA CARNE DE SOYA

Para hidratar la carne de soya ponga a hervir agua de acuerdo a la cantidad de carne. Agregue ajo y cebolla para sazonar.

Cuando suelte el hervor incorpore la carne de soya dejándola hervir de 10 a 15 minutos aproximadamente.

Escurra en un colador deje enfriar y exprima. Ya hidratada la carne de soya se puede preparar cualquier platillo deseado.

SOYA Y SUS DERIVADOS

LECHE DE SOYA

Ingredientes:

- 1½ kg. de frijol de soya
- 10 litros de agua
- 2 rajas de canela
- ½ kg de piloncillo

(Procedimiento)

Remojar el frijol por 10 minutos en agua caliente, tirar el agua y poner agua fría. El tiempo de remojo puede variar por la temperatura del medio ambiente puede ser de 8 a 15 horas o cuando el frijol pueda partirse con los dedos. Tirar el agua o ponérsela a las plantas para fertilizarlas.

Moler bien el frijol en la licuadora con el agua indicada colarlo que no queden residuos. Poner la leche a hervir con la canela y el piloncillo se deja al fuego hasta que hierva. Mover constantemente. Al hervir subirá como lo hace la leche de vaca. Una vez hervida retire del fuego. Es un alimento perfecto para cualquier persona.

TOFU
QUESO DE SOYA

Ingredientes:

- 3 tazas de frijol de soya
- 2 litros de agua
- 3 limones (el jugo)

(Procedimiento)

Para elaborar queso de soya debe seguir el mismo procedimiento que para la leche de soya. Ya lista la leche ponerla al fuego a que tibie retirar y añadir el jugo de limón, moviendo suavemente, deje reposar ½ hora a que termine de cuajar.

Se vierte sobre una coladera con una manta a que escurra el suero, ya seco amasar y poner sal al gusto. Ponga el queso en un recipiente. Cúbralo totalmente con agua fría y guárdelo en el refrigerador. Para servir córtelo en cuadritos o rebanadas.

ÓKARA

Es la masa que queda en el colador cuando se prepara leche de soya. La ókara puede utilizarse fresca o seca para preparar muchas recetas como galletas, pan, sopas, atoles, pinole, postres o como carne para sus platillos. Para guardar la ókara y utilizarla para platillos posteriores. En una charola póngala a secar en el horno.

La ókara es muy rica en proteínas y fibras, se puede guardar varios días.

COMO PREPARAR
CHORIZO DE SOYA

Ingredientes:

- 400 grs. de carne de soya para picadillo hidratada
- 2 cucharadas de amaranto crudo
- 2 cucharadas de ajonjolí crudo
- 2 cucharadas de cacahuates crudo
- 2 cucharadas de nuez cruda
- 2 cucharadas de canela en polvo
- 1 cucharada de pasas
- Una pizca de jengibre en polvo
- Limón verde (la raspadura)
- 1 taza de aceite de oliva
- 10 dientes de ajo
- 1½ kilo de tomate verdes sin cascara
- ½ cucharadita de orégano fresco
- 3 cucharas de semilla de cilantro
- Sal al gusto

Licuar todos los ingredientes sin agregar agua, solo el aceite.

Vaciar esto a la carne de soya, revolver todo perfectamente bien. Refrigerar y se va friendo según se valla necesitando.

COMO PREPARAR
GERMINADOS EN CASA

Remojar las semillas de 8 a l2 horas y escurra el exceso de agua, que las semillas estén húmedas, pero no mojadas por que se pueden pudrir o enmohecerse. En una coladera grande ponga una gasa o manta de cielo humedecida y lo suficiente grande para cubrir el fondo y la superficie, coloque la coladera en un recipiente para que escurra el exceso de agua y no le entre aire. Luego póngalo en un lugar obscuro y tibio.

Remojarlos con todo y la tela 2 veces al día bajo el chorro de agua. Colocarlo de nuevo en el recipiente para que escurra el exceso de agua. Cuando las hojitas empiecen a salir estará listo para hacer sopas o guisados.

Pero si desea utilizar el germinado en crudo para ensaladas deje que les de la luz y que las dos hojas se hayan abierto, úselos inmediatamente o póngalos en el refrigerador para detener el crecimiento.

(Las semillas se germinan entre 2 a 5 días aproximadamente dependiendo de la temperatura y la semilla).

Mismo procedimiento para germinar todo tipo de lentejas, semillas como alfalfa, amaranto, frijol de soya, trigo, ajonjolí, etc.

COMO PREPARAR YOGURT EN CASA

YOGURT

El yogurt es muy fácil y económico de preparar.

Ingredientes:

- 1 litro de leche entera
- 1 taza de yogurt

(Procedimiento)

Ponga a hervir la leche. Enfríela hasta una temperatura media tibia, quítele la nata. Agregue el yogurt mezcle perfectamente póngalo tapado en un lugar tibio que no le de la luz de 6 a 8 horas. Ya que cuaje bien, meter al refrigerador.

YOGURT DE LECHE DE SOYA

Ingredientes:

- ½ kg. de frijol de soya
- 2 litros de agua
- 1 taza de yogurt

(Procedimiento)

Ponga a remojar el frijol en agua caliente durante unos minutos. Escurra el agua y ponga agua fría, déjelo remojando 12 horas aproximadamente, tire el agua o póngasela a las plantas.

Moler en la licuadora el frijol de soya con el agua indicada, colar y hervir. Cuando la leche ya esté a una temperatura media tibia agregue el yogurt. Póngalo tapado en un lugar tibio que no le de la luz por 8 horas aproximadamente.

Ya que cuaje bien, meter al refrigerador.

ENSALADAS

ENSALADA DE GERMINADO DE SOYA

Ingredientes.

- ¼ de kg de germinado de soya crudo
- ¼ de kg champiñones crudos picados
- 1 manojito de berros frescos picados
- ½ taza de chicharos crudos y tiernos
- 2 cucharadas de perejil picado
- ½ cebolla chica en rodajas
- El jugo de 3 limones
- 4 cucharadas de aceite de oliva
- Sal al gusto

(Procedimiento)

Desinfectar y escurrir los vegetales. Mezclar todos los ingredientes perfectamente.

ENSALADA DULCE

Ingredientes:

- 250 grs. de col morada picada en tiras
- 250 grs. de col blanca picada en tiras
- 2 manzanas picadas
- 1 jícama chica picada en cuadritos
- 2 cucharadas de perejil picado
- 2 zanahorias ralladas
- 2 cucharadas de ajonjolí
- 1 cucharada de amaranto
- 4 cucharadas de leche de soya en polvo
- El jugo de 3 limones
- ½ taza de miel de abeja
- 1 taza de jocoque
- Una pisca de sal

(Procedimiento)

Moler el ajonjolí, el amaranto, la leche de soya, el jocoque, el jugo de limón, la miel y la sal.

Mezclar con el resto de los ingredientes adornar con cacahuates tostados.

ENSALADA MIXTA DE CRUDO Y COCIDO

Ingredientes:

- 1 lechuga romanita picada
- 1 calabacita cruda picada
- 2 papas grandes cocidas y picadas
- 2 betabeles pelados, cocidos y picados
- 1 pimiento morrón en rajas
- ½ taza de chicharos crudos y tiernos
- 1 cebolla en rodajas
- 2 cucharadas de perejil picado
- 2 dientes de ajo machacado
- 3 cucharadas de aceite de oliva
- El jugo de 2 limones
- Sal al gusto

(Procedimiento)

Mezclar todos los ingredientes perfectamente excepto los betabeles.

Adorne con los betabeles para que no manche la ensalada.

ENSALADA DE COLIFLOR

Ingredientes:

- 1 coliflor grande
- 3 cucharadas de ajonjolí crudo
- 3 cucharadas de aceite de oliva
- 2 troncos de apio finamente picado
- 1 cebolla en rebanadas
- 1 manzana picada
- ½ taza de nuez picada
- El jugo de 2 limones
- Sal al gusto

(Procedimiento)

Desgajar y desflemar la coliflor en agua caliente. Cuando el agua suelte el hervor, retirar del fuego, ya frio mezclar con todos los ingredientes.

ENSALADA DE COLIFLOR AGRIDULCE

Ingredientes:

- 1 coliflor grande
- 1 litro de agua
- 50 grs. de pasas
- 4 cucharadas de azúcar morena
- 1 cebolla morada en ruedas
- 3 cucharadas de ajonjolí crudo
- 4 cucharadas de perejil picado
- 2 tallos de apio picado
- 50 grs. de cacahuates tostados
- ½ taza de miel de abeja
- El jugo de 6 limones
- Sal al gusto

(Procedimiento)

Cocer la coliflor en gajos en el litro de agua con poca sal el azúcar y la mitad del jugo del los limones, sacar y escurrir, ya frío mezclar con el resto de los ingredientes.

ENSALADA TRADICIONAL

Ingredientes:

- 1 lechuga romanita
- 3 papas grandes cocidas picadas
- 4 zanahorias cocidas picadas
- 1 taza de chicharos picado
- 1 cebolla finamente picada
- 3 cucharadas de perejil picado
- 3 cucharadas de ajonjolí crudo
- 1 cucharada de amaranto
- 1 taza de jocoque
- 2 cucharadas de leche de soya en polvo
- Sal al gusto

(Procedimiento)

Cortar en tiras finitas la lechuga.

Moler el ajonjolí, el amaranto, el jocoque y la leche de soya, mezclar perfectamente con el resto de los ingredientes.

ENSALADA DE CLOROFILA

Ingredientes:

- 1 taza de espinacas picada
- 1 taza de berro picado
- 1 taza de germinado de alfalfa
- 1 pimiento morrón picado
- 1 cucharada de perejil
- 3 cucharadas de menta fresca picada
- 1 cucharada de hierbabuena fresca picada
- 2 cucharadas de diente de león fresco picado
- 1 cucharada de nuez cruda picada
- 1 cucharada de ajonjolí crudo
- 1 cucharada de semilla de girasol crudo
- 2 cucharadas de aceite de oliva
- El jugo de 1 limón
- Sal al gusto

(Procedimiento)

Mezclar todos los ingredientes.

ENSALADA DE VERDURA RALLADA

Ingredientes:

- 2 betabeles rallados
- 4 zanahorias ralladas
- 1 jícama rallada
- 2 pepinos rallados
- Jugo de limón al gusto
- Sal al gusto

(Procedimiento)

Mezclar todos los ingredientes.

ENSALADA DE CALABACITAS

Ingredientes:

- 5 calabacitas crudas en rodajas
- 1 manojo de berros frescos picados
- 1 aguacate cortado en cuadritos
- 2 pimientos morrones en rajas
- 2 cucharadas de cilantro picado
- ½ cebolla en rodajas
- ½ taza de chicharos crudos y tiernos
- El jugo de 2 limones
- 4 cucharadas de aceite de oliva
- Sal al gusto

(Procedimiento)

Mezclar todos los ingredientes perfectamente.

ENSALADA DE CHAMPIÑONES AL MOJO DE AJO

Ingredientes:

- 1 kilo de champiñones crudos picados
- 2 pimientos morrones picados
- 3 jitomates picados
- 1 cebolla picada
- ½ taza de chicharos crudos
- 3 cucharadas de cilantro picado
- Salsa cátsup al gusto
- 2 cucharadas de aceite de oliva
- 6 dientes de ajo finamente picado

(Procedimiento)

Mezclar todos los ingredientes perfectamente.

Acompañar con tostadas o galletas saladitas.

ENSALADA DE COL MORADA

Ingredientes:

- 300 grs. de col morada rallada
- 2 calabacitas crudas picadas
- 150 grs. de champiñones crudos picados
- 2 cucharadas de perejil
- 2 ajos machacados
- 4 cucharadas de aceite de oliva
- Sal al gusto

(Procedimiento)

Mezclar todos los ingredientes.

ENSALADA DE COLIFLOR Y ZANAHORIA

Ingredientes:

- 1 coliflor grande cruda cortada en ramitos
- 3 zanahorias cortadas en rodajas
- 1 cebolla grande en rodajas
- 2 pimientos morrones cortados en rajas
- 1 cucharada de orégano fresco picado
- 2 cucharadas de perejil picado
- 4 cucharadas de aceite de oliva
- 4 limones (el jugo)
- Sal al gusto

(Procedimiento)

Mezclar todos los ingredientes.

ENSALADA DE CHAMPIÑONES A LA DIABLA

Ingredientes:

- 1 kg de champiñones picados
- 2 pimientos morrones picados
- 2 pepinos picados
- 1 cebolla picada
- 1 jícama picada
- 4 cucharadas de cilantro picado
- 3 limones (el jugo)
- Salsa cátsup al gusto
- 3 dientes de ajo finamente picado

(Procedimiento)

Mezclar todos los ingredientes acompañar con tostadas o galletas saladitas.

COCKTAIL DE CAMARÓN VEGETARIANO

Ingredientes:

- ½ kg de champiñones picados en trocitos
- 2 pepinos picados
- 1 cebolla grande picada
- 1 manojito de cilantro picado
- 1 pimiento morrón verde picado
- Salsa cátsup al gusto
- Jugo de limón al gusto
- Aguacates cortados en cuadritos

(Procedimiento)

Calentar 1 litro de agua, (que no esté muy caliente) agregar los champiñones, la salsa cátsup y el jugo de limón servir en copas con toda la demás verduras y acompañar con tostadas o galletas saladas.

CEVICHE VEGETARIANO

Ingredientes:

- 1 kg zanahorias
- 2 jícamas grandes
- 2 pimientos morrones picados finamente
- 1 manojo de cilantro picado
- Jugo de limón al gusto
- Cebolla picada al gusto
- Sal al gusto

(Procedimiento)

Rallar la zanahoria y la jícama, revolver con el resto de los ingredientes y adornar con aguacate, acompañar con salsa cátsup y tostadas.

ENCURTIDO DE VERDURAS

Ingredientes:

- 2 zanahorias ralladas
- 2 pepinos rallados
- 1 jícama rallada
- 2 tazas de coliflor en trocitos pequeños
- 1 cebolla picada
- 1 taza de miel de abeja
- 1 taza de jugo de limón
- ½ cucharada de jengibre molido
- 3 dientes de ajo
- 2 cucharadas de semillas de apio
- 1 cucharada de orégano fresco
- Pizca de sal
- 5 cucharadas de ajonjolí crudo

(Procedimiento)

Moler la miel, el jugo de limón, el jengibre, el ajo, las semillas de apio, el orégano y la sal. Mezclar con los demás ingredientes y reposar dos horas.

PEPINILLOS DULCES AMERICANOS

Ingredientes:

- 1 kg de pepinos en rodajas delgadas
- 1 taza de jugo de limón
- 2 tazas de azúcar morena
- 1 cucharada de sal
- 1 cucharada de cominos molidos
- 1 cucharada de jengibre molido
- 2 cucharadas de semillas de apio
- 1 taza de agua

(Procedimiento)

Moler todos los ingredientes con excepción de los pepinos. Mezclar esta salsa con los pepinos. Reposar por una hora aproximadamente. Puede utilizarlos para:

Hamburguesas, sándwiches, ensaladas, etc.

COCKTAIL AMERICANO

Ingredientes:

- 5 manzanas picadas
- 4 tallos de apio picado
- 1 taza de requesón
- 1 taza de jocoque
- 50 grs. de nuez picada
- 3 cucharadas de pasas
- 3 cucharadas de cacahuate tostado
- 3 cucharadas de miel de abeja

(Procedimiento)

Mezclar todos los ingredientes.

ENSALADA NAVIDEÑA

Ingredientes:

- 250 grs. de acelgas o espinacas
- 3 tallos de apio picado
- 2 manzanas picadas
- 2 betabeles cocidos picados en cuadritos
- 1 jícama picada
- 2 cucharadas de perejil picado
- 3 cucharadas de pasas
- 4 cucharadas de cacahuates tostados
- 2 cucharadas de ajonjolí crudo
- 3 cucharadas de miel de abeja
- 3 cucharadas de aceite de oliva

(Procedimiento)

Mezclar todos los ingredientes con excepción del betabel. Adornar con el betabel para que no manche la ensalada.

<u>ADEREZOS</u>

ADEREZO PARA ENSALADAS

Ingredientes:

- 1 taza de jocoque
- 1 taza de leche de soya
- 4 cucharadas de ajonjolí
- 3 cucharadas de amaranto
- 4 cucharadas de perejil
- 4 dientes de ajo
- Sal al gusto

(Procedimiento)

Moler todos los ingredientes. Poner en el refrigerador a que espese.

ADEREZO PARA ENSALADA

Ingredientes:

- 1 taza de aceite de oliva
- 1 zanahoria rallada finamente
- 1 pepino rallado finamente
- ½ cebolla picada finamente
- 5 ajos machacados
- 2 cucharadas de orégano fresco picado
- 3 cucharadas de perejil picado
- 3 cucharadas de ajonjolí crudo
- 4 cucharadas de cacahuate picado
- El jugo de 4 limones
- Sal al gusto

(Procedimiento)

Mezclar todos los ingredientes perfectamente.

ADEREZO DULCE PARA ENSALADA

Ingredientes:

- 2 tazas de jocoque
- 1 zanahoria rallada
- 1 tallo de apio picado finamente
- 2 dientes de ajo
- 2 cucharadas de perejil picado
- 2 cucharadas de nuez picado
- 1 manzana picada finamente
- 2 cucharadas de cacahuate picado
- El jugo de un limón
- ½ taza de miel de abeja
- Pizca de sal

(Procedimiento)

Mezclar todos los ingredientes perfectamente.

ADEREZO DE AGUACATE

Ingredientes:

- 1 aguacate
- 4 cucharadas de leche de soya en polvo
- 10 ramas de cilantro
- 2 dientes de ajo
- El jugo de 2 limones
- Sal al gusto

(Procedimiento)

Mezclar todos los ingredientes en la licuadora.

ADEREZO BLANCO

Ingredientes:

- 1 taza de jocoque
- ½ taza de ajonjolí
- 4 cucharadas de amaranto

(Procedimiento)

Moler todos los ingredientes.

ADEREZO PARA FRUTAS

Ingredientes:

- 2 tazas de yogurt
- 4 cucharadas de nuez
- 4 cucharadas de leche de soya en polvo
- ½ taza de miel de abeja

(Procedimiento)

Moler todos los ingredientes.

ADEREZO DE MENTA

Ingredientes:

- 1 taza de jocoque
- 3 cucharadas de menta fresca
- El jugo de 1 limón
- 2 cucharadas de ajonjolí
- Sal al gusto

(Procedimiento)

Moler todos los ingredientes.

ADEREZO AMERICANO

Ingredientes.

- 1 taza de aceite de oliva
- El jugo de 4 limones
- 2 dientes de ajo
- ½ cucharadas de orégano fresco
- ½ cucharada de albahaca fresca
- 1 cucharada de perejil
- Sal al gusto

(Procedimiento)

Moler todos los ingredientes

MAYONESA

Ingredientes:

- 1 taza de aceite de oliva
- 1 huevo crudo
- 4 cucharadas de leche de soya en polvo
- 2 huevos cocidos
- El jugo de 3 limones
- 5 dientes de ajo
- Sal al gusto

(Procedimiento)

Moler en la licuadora todos los ingredientes con excepción del aceite e irlo agregando poco a poco hasta formar una crema.

ADEREZO DE BERENJENA

Ingredientes:

- 1 berenjena pelada
- 1 taza de jocoque
- El jugo de 1 limón
- 2 cucharadas de ajonjolí
- 2 cucharadas de perejil
- 1 diente de ajo
- Sal al gusto

(Procedimiento)

Moler todos los ingredientes. Añadir agua si es necesario.

ADEREZO DE HIERBABUENA FRESCA

Ingredientes:

- 1 taza de jocoque
- 3 cucharadas de leche de soya en polvo
- El jugo de un limón
- 3 cucharadas de hierbabuena picada
- 1 pepino finamente picado.

(Procedimiento)

Mezclar todos los ingredientes.

ADEREZO ORIENTAL ROJO

Ingredientes:

- 1 litro de puré de tomate
- 1 taza de miel de abeja

(Procedimiento)

Poner a fuego lento durante 4 minutos los 2 ingredientes y estar moviendo constantemente, retirar del fuego.

ADEREZO ORIENTAL DE NARANJA

Ingredientes:

- ½ litro de jugo de naranja
- 1 taza de miel de abeja
- El jugo de 2 limones
- 2 cucharadas de maicena

(Procedimiento)

Licuar todos los ingredientes, poner a fuego lento y estar moviendo a que espese.

ADEREZO DE ALMENDRAS

Ingredientes:

- 1 taza de jocoque
- 8 almendras
- El jugo de un limón
- 2 dientes de ajo
- 1 pepino finamente picado
- 3 cucharadas de perejil
- Sal al gusto

(Procedimiento)

Moler los primeros 4 ingredientes poner en un recipiente agregar el pepino y el perejil y mezclarlo.

ADEREZO SIMPLE

Ingredientes:

- 1 taza de aceite de oliva
- 2 ajos machacados
- 2 limones (el jugo)
- 2 cucharadas de perejil
- 2 cucharadas de ajonjolí crudo
- 1 cucharada de orégano crudo
- Sal al gusto

(Procedimiento)

Mezclar todo los ingredientes.

ADEREZO DE HIERBAS

Ingredientes:

- 1 taza de jocoque
- 1 cucharada de perejil picado
- 1 cucharada de menta fresca picada
- 1 cucharada de hierbabuena fresca picada
- 1 cucharada de diente de león fresco picado
- El jugo de un limón
- Sal al gusto

(Procedimiento)

Mezclar todos los ingredientes.

SOPAS Y CREMAS

SOPA TERAPÉUTICA DE VERDURAS

Ingredientes:

- 1 ½ litros de agua
- 2 papas picadas con cascara
- 3 zanahorias picadas
- 1 taza de ejotes tiernos picados
- 3 tallos de apio picados
- ½ taza de perejil picado
- 2 jitomates picados
- ½ cebolla picada
- 6 dientes de ajo picado
- Sal al gusto

(Procedimiento)

Poner a cocer las primeras 5 verduras en el agua indicada, tapar y dejar hervir, bajar el fuego. Acitronar en poquito aceite el perejil, jitomates, cebolla y los ajos, agregar enseguida lo anterior al caldo de verduras dejar sazonar unos minutos y servir acompañado de aguacate.

SOPA FRIA AMERICANA

Ingredientes:

- 2 tazas de jocoque
- ½ taza de leche de soya en polvo
- ½ taza de apio finamente picado
- 2 cucharadas de perejil picado
- 2 manzanas finamente picadas
- 4 cucharadas de nuez picada
- 1 taza de champiñones picados
- Sal al gusto

(Procedimiento)

Mezclar todos los ingredientes perfectamente.

SOPA FRIA DE TORTILLA

Ingredientes:

- 10 tortillas en tiritas doradas en el horno
- 2 jitomates asados
- 1 diente de ajo
- 1 cucharada de perejil picado
- 2 tazas de jocoque
- 4 cucharadas de cebolla picada
- Sal al gusto

(Procedimiento)

Moler todos los ingredientes con excepción de las tortillas y la cebolla. Adornar con las tortillas y la cebolla.

SOPA DE ARROZ A LA MEXICANA

Ingredientes:

- 2 tazas de arroz integral
- 1 taza de chicharos
- 1 zanahoria picadas
- 5 ramas de orejano fresco
- 5 ramas de hierbabuena fresca
- 3 jitomates
- ½ cebolla
- 6 dientes de ajo
- Sal al gusto

(Procedimiento)

Remojar el arroz en agua caliente una hora aproximadamente, escurrir y dorar sin aceite, moler los jitomates, la cebolla y el ajo, y agregar lo anterior al arroz, acitronar a calor mediano. Agregar agua y los demás ingredientes. Tapar y se deja a fuego lento hasta que el arroz este cogido y el agua se hayan consumido.

Acompañar con aguacate cortado en tiras si desea.

SOPA DE ELOTE

Ingredientes:

- 1 taza de granos de elote tierno
- 2 pimientos morrones en rajas
- 3 jitomates asados
- 2 dientes de ajo
- 3 cucharadas de cilantro picado
- ½ cebolla picada
- Sal al gusto

(Procedimiento)

Moler los jitomates, acitronar todos los demás ingredientes agregar la salsa de jitomate, dejar hervir por unos minutos.

SOPA AMERICANA

Ingredientes:

- 2 tazas de apio picado
- 1 cebolla grande picada
- ½ taza de perejil picado
- 10 dientes de ajo
- 3 tazas de caldo de verduras o agua
- 1 cucharada de órgano fresco
- 1 taza de cuadritos de pan integral tostado
- Sal al gusto

(Procedimiento)

Acitronar con aceite todos los ingredientes con excepción del agua y el pan después agregar el agua y dejar sazonar. Al final agregar los cuadritos de pan tostado.

CREMA DE PAPA CON VERDURAS

Ingredientes:

- 1 taza de ejotes picados
- 3 cucharadas soperas de chicharos tiernos
- 4 ramas de apio finamente picado
- 4 cucharadas de perejil picado
- 1 taza de cebolla picada
- 2 tazas de leche de soya en polvo
- 2 zanahorias picadas
- 6 dientes de ajo picados
- 5 papas grandes cocidas con cascara
- 2 cucharadas de ajonjolí crudo
- 3 cucharadas de amaranto crudo

(Procedimiento)

Se pone a cocer los ejotes, chicharos, apio y zanahorias unos 15 minutos aproximadamente a fuego lento.

Se acitronan con poquito aceite la cebolla el perejil y el ajo.

En el agua que se cocieron las verduras y las papas.

Se licuan las papas con la cascara, el ajonjolí, amaranto y la leche de soya.

Se vierte la crema de papa y la cebolla acitronada a las verduras dejar hervir a fuego lento por unos minutos (vierta más agua si lo desea menos espeso).

CREMA DE PAPA AMERICANA

Ingredientes.

- 4 papas cocidas con cascara
- 1 taza de apio picado
- ½ taza de perejil picado
- 6 dientes de ajo picado
- 1 taza de leche de soya en polvo
- 2 cucharadas de ajonjolí
- Sal al gusto

(Procedimiento)

En el agua que se cocieron las papas aproximadamente 1 litro. Moler las papas con la leche de soya y el ajonjolí. Cocinar a fuego lento agregar los demás ingredientes dejar sazonar, añadir más agua si es necesario.

CREMA TRADICIONAL AMERICANA

Ingredientes:

- 1 taza de champiñones picados
- ½ taza de espárragos picados
- ½ taza de chicharos crudos y frescos
- ½ taza de apio picado
- ½ taza de perejil picado
- 1 taza de leche de soya en polvo
- 1 queso fresco rallado
- 1 litro de agua
- 3 dientes de ajo
- 2 cucharadas de maicena

(Procedimiento)

Cocer 3 minutos todos los ingredientes con excepción de los champiñones y la maicena. Disuelva la maicena en poca agua y agregarla a los demás ingredientes para que créeme, retirar del fuego y agregar los champiñones.

Mezclar todo y servir.

GUISADOS

GUISADO DE CARNE DE SOYA

Ingredientes:

- 1 kg de carne de soya o Guten en trocitos
- 3 pimientos morrones en rajas
- 1 cebolla picada
- 5 dientes de ajo picados
- 3 jitomates picados
- ½ taza de ejotes picados
- ½ taza de chicharos
- 10 ramitas de cilantro picado
- Sal al gusto

(Procedimiento)

Freír la carne de soya o el Guten con aceite de oliva a que dore. Agregar todo el resto de los ingredientes y dejar sazonar unos 5 minutos acompañar con aguacate en tiritas.

GUISADO DE NOPALES Y EJOTES

Ingredientes:

- 10 nopales tiernos picados
- 2 tazas de ejotes picados
- ½ taza de semillas de calabaza peladas
- 1 cucharada sopera de ajonjolí
- 1 cucharada sopera de amaranto
- ½ cebolla
- ½ taza de cilantro
- 6 dientes de ajo
- Sal al gusto

(Procedimiento)

Tostar a fuego lento la pepita de calabaza con el ajonjolí. Licuar con una taza de agua estos ingredientes y el amaranto crudo. Picar y sofreír el ajo, la cebolla y el cilantro. Después añadir los ejotes y los nopales.

Una vez acitronados adicionarle los ingrediente previamente molidos, si se requiere se les agrega un poco de mas agua.

GUISADO DE LENTEJAS

Ingredientes:

- 2 tazas de lentejas (germinadas si es posible)
- 1 taza de elotes tiernos desgranados
- 4 jitomates asados
- 2 pimientos morrones asados
- 2 zanahorias en cuadritos
- ½ taza de chicharos
- 1 cebolla picada
- 6 dientes de ajo picados
- 1 taza de cilantro
- Sal al gusto

(Procedimiento)

Remojar las lentejas por 12 horas y escurrir o (germinarlas)

Dejar cocer las lentejas y el elote a fuego lento con suficiente agua. Poner a acitronar con aceite la cebolla, el cilantro, el ajo, la zanahoria y los chicharos.

Se licuan los jitomates y los pimientos morrones, agregar lo anterior a los ingredientes acitronados. Añadir las lentejas con el elote, dejar que se sazonen.

Se puede acompañar con trocitos de aguacate o queso fresco.

PASTEL DE COLIFLOR

Ingredientes:

- 1 taza de leche de soya en polvo
- 1 coliflor grande
- 1 pimiento morrón en rajas
- ½ taza chicharos
- 1 taza pan molido integral
- 1 queso fresco rallado
- ½ taza de perejil
- Sal al gusto

(Procedimiento)

Cocer la coliflor al vapor cortar en trozos, verter todos los de mas ingredientes y una taza de agua, mezclar perfectamente. Hornear durante 10 minutos a fuego moderado.

ARROZ ORIENTAL FRITO

Ingredientes:

- 2 tazas de arroz integral
- 3 huevos
- 3 ramas de apio picado
- 1 cebolla grande picada
- 2 pimientos morrones picados
- 1 pimiento morrón rojo picado
- 2 zanahorias picadas en cuadritos
- 200 grs. de germinados de soya
- 200 grs. champiñones picados
- 3 dientes de ajo finamente picados
- 2 cucharadas de jengibre fresco finamente picado
- 4 cucharadas de aceite vegetal
- 3 cucharadas de ajonjolí
- Sal al gusto

(Procedimiento)

Deje remojado el arroz en agua caliente una hora escurrir y poner a cocer. Al empezar a hervir baje la llama y tape la olla.

Sofreír la cebolla agregar los huevos moviendo constantemente. Añadir todos los ingredientes con excepción del arroz los germinados y los champiñones. Acitronar unos minutos más. Mezclar perfectamente el arroz con los demás ingredientes. Sofría unos minutos más retire del fuego agregue los germinados y los champiñones. Mezcle bien deje reposar unos minutos antes de servirlo.

COCIDO DE RES VEGETARIANO

Ingredientes:

- 4 elotes tiernos cortados por mitad
- 4 zanahorias rebanadas a lo largo
- 1 chayote rebanado a lo largo
- 4 papas rebanadas a lo largo
- 1 taza de ejotes picados
- 3 jitomates picados
- 1 cebolla picada
- 5 dientes de ajo picado
- 3 calabacitas rebanadas a lo largo
- 100 grs. de chicharos tiernos
- 20 ramas de cilantro picado
- 2 tazas de garbanzo cocido
- Sal al gusto

(Procedimiento)

Freír en el aceite los jitomates, cebolla, cilantro y ajo, poner a hervir en 2 litros de agua todos los demás ingredientes 15 minutos

Aproximadamente ya que estén sancochadas las verduras, añadir el frito dejar sazonar 3 minutos y listo acompañar con cebolla y cilantro picado.

PIPIÁN DE PEPITA DE CALABAZA

Ingredientes:

- 400 grs. de carne de soya en trocitos
- 2 jitomates asados
- ½ cebolla picada
- 4 cucharadas soperas de pepitas tostadas de calabaza
- 4 dientes de ajo picados
- ½ cucharadita de cominos
- 1 cucharadita de ajonjolí tostado
- 20 ramas de cilantro picado
- ¼ kg de ejotes tiernos en trozos
- Sal al gusto
- Aceite de oliva al gusto

(Procedimiento)

Sofreír la carne de soya ya hidratada con los ejotes, cebolla, ajo y cilantro.

Moler los jitomates, pepitas de calabaza, cominos y ajonjolí, agregar lo anterior a la carne de soya mezclando bien hasta que espese.

CHOP SUEY CON ALBONDIGAS DE SOYA DULCE

Ingredientes:

- 2 pimientos morrones
- 4 ramas de apio picado
- 1 cebolla grande
- 3 zanahorias
- 1 jícama
- 1 chayote
- 5 dientes de ajo
- Aceite el necesario
- Sal al gusto

INGREDIENTES: PARA LAS ALBÓNDIGAS DULCES

- 1 taza de carne de soya hidratada
- ½ cebolla picada
- 3 cucharadas de perejil picado
- 2 huevos batidos
- 6 dientes de ajo picados
- 4 cucharadas de harina integral
- Puré de jitomate tipo cátsup
- Miel de abeja

(Procedimiento)

Picar las verduras en trozos, freír en aceite bien caliente ya sancochado retirar del fuego.

Procedimiento para las albóndigas:

Mezclar todos los ingredientes con excepción del puré de jitomate y la miel, formar las albóndigas y freír en suficiente aceite, hasta que doren, escurrir y desgrasar.

Servir con la salsa que se prepara con la siguiente forma:

Poner a fuego lento el puré de jitomate y la miel, moviendo para que no se pegue unos 5 minutos, cubrir con esta salsa dulce las albóndigas y acompañar con el Chop Suey.

LASAÑA DE BERENJENA

- 4 berenjenas grandes
  Ingredientes para el relleno
- 2 quesos frescos rallados
- 1 taza de pan molido integral
- 2 pimientos morrones en rajas
- 200 grs. de setas en rajas o (champiñones)
- 1 cebolla grande en rodajas
- 6 dientes de ajo picado
- 1 taza de chicharos crudos y tiernos
- ½ taza de perejil
- 2 cucharadas de aceite de oliva

Ingredientes para la salsa

- 5 jitomates
- 1 zanahoria
- 1 cebolla
- 6 dientes de ajo
- 1 cucharada de albahaca
- 1 pimiento morrón
- 3 cucharadas de aceite de oliva
- 1 cucharada de miel natural
- 10 ramas de perejil
- 2 ramas de apio
- 2 cucharadas de orégano fresco

(Procedimiento)

Pelar y rebanar las berenjenas a lo largo en filetes sancochar sin aceite que tomen un color doradito.

Sancochar los 7 ingredientes del relleno con excepción del queso, pan molido y berenjenas. Cocer todos los ingredientes para la salsa, en su propio jugo o muy poquita agua con excepción del aceite de oliva.

Licuar y freír la salsa con el aceite de oliva, dejar sazonar. En un molde engrasado con aceite de oliva se coloca una capa de pan molido, encima poner una capa de berenjenas el relleno, la salsa y espolvorear con el queso fresco. Ir colocando las capas de esta forma hasta terminar, con la berenjena, el pan molido el relleno la salsa y el queso.

Hornear unos 15 minutos aproximadamente.se puede acompañar con ensalada fresca.

COMIDA CHINA CON VERDURAS Y ALMENDRAS

Ingredientes:

- 1 col mediana picada
- 1 brócoli grande en gajos
- 2 zanahorias picadas
- 1 chayote picado
- 1 cebolla grande en rebanadas
- 6 dientes de ajo picado
- 4 cucharadas de aceite de oliva
- 1 taza de champiñones picados
- 1 pimiento morrón en raja
- 3 tallos de apio picados
- 3 calabacitas picadas
- 1 taza de soya germinada
- 300 grs. de almendras molidas
- Sal al gusto

(Procedimiento)

Sancochar los primeros 6 ingredientes con el aceite de oliva durante 10 minutos. Agregar los demás ingredientes con excepción de las almendras, seguir moviendo por 5 minutos más y retirar del fuego. Servir inmediatamente y espolvorear con almendras.

PAPAS AL HORNO RELLENAS

Ingredientes:

- 5 papas grandes
- 1 taza de jocoque
- 1 queso fresco
- 2 dientes de ajo
- 2 cucharadas de perejil
- ½ cucharadita de albahaca fresca
- 5 cucharadas de rabitos de cebolla finamente picadas
- Sal al gusto

(Procedimiento)

Poner al horno las papas hasta que estén suaves. Corte las papas en cruz.

Moler todos los ingredientes con excepción de los rabitos de cebolla. Rellene las papas con esta mezcla y adorne con el rabito de las cebollas.

ANTOJITOS

POZOLILLO

Ingredientes:

- 10 elotes tiernos desgranados
- 50 grs. de pepita de calabaza verde tostada
- ½ cebolla
- 20 grs. de ajonjolí tostado
- 2 tortillas doradas
- 1 chile morrón verde asado
- 8 ramas de cilantro
- 9 dientes de ajo
- Orégano al gusto
- Sal al gusto

(Procedimiento)

Licuar todos los ingredientes con excepción de los elotes desgranados que se habrán cocido previamente en suficiente agua, poner al fuego a que se sazone todo junto.

Servir con cebolla lechuga o repollo picado rábano en rueditas y limón al gusto.

POZOLE DE CARNE DE SOYA

Ingredientes:

- 1 kilo de maíz pozolero
- 1 cebolla grande
- 15 dientes de ajo
- 60 grs. de ajonjolí tostado
- 100 grs. de pepitas de calabaza
- 10 ramas de orégano fresco
- 2 tortillas doradas
- 2 pimientos morrones asados
- 4 jitomates asados
- 10 ramas de cilantro
- 4 tazas de carne de soya en trocitos
- 3 cucharadas de aceite
- Sal al gusto

(Procedimiento)

A 2 litros de agua agregar el maíz y 3 cucharas soperas de cal.

Hervir 18 minutos como aproximado o hasta que el maíz suelte el pellejo

Lavarlo hasta que quede libre de pellejo y cal. Se pone a cocer en suficiente agua y se deja a fuego lento hasta que el maíz allá reventado.

Sofreír la carne de soya ya hidratada hasta que dore.

Licuar todos los ingredientes con excepción del maíz y la carne de soya. Agregar todo molido a la carne de soya que se está dorando dejar que sazone unos minutos, agregar todo esto al maíz ya reventado.

Servir acompañado con cebolla picada, rábanos, repollo o lechuga.

ENCHILADAS DE SEMILLAS DE CALABAZA Y SOYA

Ingredientes:

- 20 tortillas
- 1 taza de semillas de calabaza peladas y tostadas
- 4 jitomates grandes asados
- 1 cebollas grande
- 5 cucharadas soperas de ajonjolí tostado
- ¼ de aceite de oliva
- Queso fresco al gusto
- 2 tazas de carne de soya hidratada
- 2 pimientos morrones en rajas
- 6 dientes de ajo picados
- Sal al gusto

(Procedimiento)

Se licua las semillas de calabaza, ajonjolí, jitomates, cebolla y dientes de ajo, se pone a hervir unos minutos.

En un sartén se pone a acitronar la carne de soya y el resto de la cebolla picada, el pimiento morrón, 3 dientes de ajo y los jitomates picados.

Las tortillas se pasan por el aceite a que doren un poco y enseguida se van metiendo a la salsa de semilla de calabaza se sacan y se van rellenando con el guisado de carne de soya se les pone encima mas salsa y queso fresco, hornear unos minutos para que gratine.

HAMBURGUESA DE ZANAHORIA

Ingredientes:

- 10 zanahorias cocidas
- 1 cebolla picada
- 2 huevos
- 5 cucharadas de perejil picado
- 10 dientes de ajo finamente picado
- 1 taza de pan molido
- 2 cucharadas de harina integral

(Procedimiento)

Machacar perfectamente las zanahorias e incorporar el resto de los ingredientes, formar las hamburguesas y freírlas en aceite. Colocarlas en papel absorbente para que se quite el aceite. Prepararlas con pan integral para hamburguesas, como tradicionalmente se prepara una hamburguesa.

HAMBURGUESA DE VEGETALES CRUDOS

Ingredientes:

- 3 papas crudas con cascara ralladas
- 4 zanahorias ralladas
- 4 cucharadas de perejil picado
- ½ cebolla picada
- 4 dientes de ajo finamente picados
- 2 huevos
- 2 cucharadas de harina integral

(Procedimiento)

Mezclar todos los ingredientes perfectamente, forme las hamburguesas, freír en aceite bien caliente hasta que se doren colocarlas sobre papel absorbente para que se quite el aceite acompañar con ensalada fresca.

CHILAQUILES

Ingredientes:

- Tortillas las necesarias
- 5 jitomates
- 2 pimientos morrones
- ½ cebolla
- 8 dientes de ajo
- 1 queso fresco
- Sal al gusto

(Procedimiento)

Cortar la tortilla en cuadritos se pone a dorar en el horno.

Cocer con muy poquita agua los jitomates y los pimientos morrones partidos por mitad y quitar las semillas, la cebolla y el ajo. Cocido lo anterior retirar del fuego molerlos y ponerlos nuevamente al fuego se agregan los pedazos de tortilla ya tostados y retirar del fuego. Servir y espolvorear con cebolla picada y queso fresco.

CHILES RELLENOS VEGETARIANOS

Ingredientes.

- 8 pimientos morrones para rellenar
- 2 zanahorias picadas
- 1 taza de ejotes picados
- 2 papas picadas
- ½ taza de chicharos
- 3 tallos de apio picado
- 6 dientes de ajo
- 1 cebolla picada
- Sal al gusto
- 200 grs. queso fresco
- 1 taza de leche de soya en polvo
- 20 grs. de cacahuate tostado
- 20 grs. de nuez cruda
- 1 cucharada de amaranto crudo
- 5 ramitas de perejil
- 3 cucharadas de pasas
- 1 taza de jocoques

(Procedimiento)

Los morrones se asan, se pelan y se desvenan para preparar el relleno, sé pone a acitronar con aceite de oliva la cebolla y los ajos se le vierte todas las verduras y las pasas.

Taparse casi sin agua o muy poquita y ponerla a fuego suave por 10 minutos aproximadamente. Se retira del fuego.

Se prepara la salsa para bañar los chiles

Licuar el jocoque, ajonjolí y cacahuates, amaranto, perejil y la leche de soya, con el caldo donde se cocieron las verduras. (Debe de quedar espeso)

Escurrir perfectamente las verduras calientes agregarle el queso fresco, mezclar perfectamente y rellenar los pimientos morrones, se van colocando en un plato y bañarlos con la salsa. Adornar con cacahuates dorados y perejil.

TACOS DORADOS RELLENOS

Ingredientes:

- 10 tortillas
- 100 grs. de carne de soya
- 1 cebolla
- 1 pimiento morrón en rajas
- 1 jitomate grande
- 5 dientes de ajo
- 3 cucharadas de cilantro picado
- 3 tomates verdes
- ½ taza de chicharos
- 1 queso fresco

PARA LA SALSA

- 5 jitomates
- ½ cebolla
- 8 dientes de ajo
- 1 pimiento morrón
- Sal al gusto

(Procedimiento)

Acitronar en poquito aceite la cebolla, los ajos, el cilantro, el jitomate y los tomates verdes finamente picados, añadir la carne de soya, los pimientos morrones y chicharos dejar sazonar todo junto unos minutos.

Se rellenan las tortillas y se doblan se ponen palillos a los lados para que no se tire el relleno.

Se doran los tacos ya rellenos en el horno ya dorados freír en poquito aceite desgrasarlos perfectamente y quitar los palillos.

Poner a fuego lento los 4 ingredientes para la salsa, con una taza de agua y tapar ya cocidos, licuarlos. Se sirven con repollo o lechuga finamente picada y rabanitos. Bañarlos con la salsa y poner el queso fresco encima.

TOSTADAS MEXICANAS VEGETARIANAS

Ingredientes:

- 10 tostadas raspadas sin sal
- 2 tazas de jocoque
- ½ panela fresca en rebanadas
- 1 queso fresco

Ingredientes para la ensalada

- 1 lechuga romanita
- 10 hojas de berros
- 10 hojas de espinacas
- 2 jitomates picados
- 1 cebolla chica en rodajas
- ¼ kg de germinado de soya

Ingredientes para la salsa

- 2 jitomates
- 2 pimientos morrones
- ½ cebolla
- 10 ajos
- Sal al gusto

(Procedimiento)

Dorar las tostadas en el horno

Desinfectar todos los ingredientes para la ensalada, picar finamente la lechuga, berros y espinacas mezclar todo. Cocer los ingredientes para la salsa con 1 taza de agua y se licua todo.

Cubrir las tostadas, con jocoque y colocar panela en rebanadas. Agregar la ensalada y bañarlas con salsa y el queso fresco rallado, adornar con aguacate.

TAMALES DE ELOTE DULCES

Ingredientes:

- 10 elotes desgranados
- 1 cucharada de royal
- 1 taza de leche de soya en polvo
- 2 cucharadas de canela molida
- Azúcar mascabado al gusto

(Procedimiento)

Moler los elotes, agregar el royal, la leche, la canela y el azúcar al gusto. Amasar la masa hasta que se incorpore todo perfectamente. Colocar la masa ya preparada en hojas de elote tierno. Envuelva los tamales y cueza al vapor durante 50 minutos.

TAMALES DE ELOTE SALADOS

Ingredientes:

- 10 elotes desgranados
- 200 grs. de mantequilla
- 1 cucharada de royal
- Sal al gusto
- 2 tazas de jocoque

(Procedimiento)

Moler los elotes, agregar la mantequilla, el royal y la sal al gusto. Amasar la masa hasta que se incorpore perfectamente. Colocar la masa ya preparada en hojas de elote tierno. Envuelva los tamales y cueza al vapor durante 50 minutos. Servir bañados con jocoque.

TAMALES DE CENIZA

Ingredientes:

- 1 kg de maíz
- 2 litros de agua
- 1 taza de ceniza
- 1 taza de mantequilla
- 2 cucharada de royal
- 50 grs. de ajonjolí
- 50 grs. de amaranto
- Sal al gusto
- Hojas de plátano las necesarias

(Procedimiento)

Agregar el maíz a los 2 litros de agua, agregar la ceniza. Hervir 20 minutos o hasta que el maíz suelte el pellejo.

Moler el nixtamal con el ajonjolí y el amaranto. Poner los demás ingredientes. Amasar la masa hasta que se incorpore todo perfectamente. En las hojas de plátano unte la masa y envuelva. Cueza al vapor durante 50 minutos.

TAMALES MEXICANOS DE RAJAS CON QUESO

Ingredientes:

- 1 kg de masa de maíz
- 500 grs. de mantequilla
- 3 cucharadas de royal
- 2 quesos frescos o panela en tiras
- 4 pimientos morrones en rajas
- Hojas de maíz para tamal las necesarias
- Sal al gusto

(Procedimiento)

Amase perfectamente la masa, la mantequilla, el royal y la sal hasta formar una pasta uniforme. En las hojas unte la masa y se le pone las tiras de queso y rajas de pimiento morrón. Envuelva y cueza al vapor durante 50 minutos.

TOQUERAS MEXICANAS

Ingredientes:

- 10 elotes desgranados (no muy tiernos)
- 1 cuchara de royal
- 1 taza de leche de soya en polvo
- 1 taza de azúcar morena
- 3 cucharadas de canela molida

(Procedimiento)

Moler los granos, incorpore los demás ingredientes a la masa, amase hasta formar una pasta uniforme. Forme sopes delgados y póngalas en el comal para que se cuezan.

SALSAS

SALSA CATSUP

Ingredientes:

- 1 ½ litro de puré de tomate
- ½ kg de jitomates picados
- 1 cebolla picada
- 2 zanahorias picadas
- 3 cucharadas de perejil picado
- 5 dientes de ajo
- 1 cucharada de canela
- 2 cucharadas de miel de abeja
- ½ cucharadita de sal

(Procedimiento)

Con muy poquita agua pone a cocer todos los ingredientes a fuego lento, después licuar. Ponerlo en el refrigerador.

SALSA MEXICANA

Ingredientes:

- 3 jitomates asados
- 2 pimientos morrones asados
- 5 tomatillos verdes asados
- 4 dientes de ajo
- 4 cucharadas de cilantro picado
- ½ cebolla picada
- Sal al gusto

(Procedimiento)

Moler los primeros 4 ingredientes.

Poner en un recipiente y agregar el cilantro, la cebolla y la sal al gusto.

SALSA DE AGUACATE

Ingredientes:

- 2 aguacates maduros
- 10 tomatillos verdes crudos sin cascara
- 4 cucharadas de cilantro
- 5 dientes de ajo
- 1 taza de agua
- Sal al gusto

(Procedimiento)

Moler todos los ingredientes, si lo desea menos espeso agregue más agua.

SALSA MEXICANA CRUDA

Ingredientes:

- 3 jitomates picados
- 2 pimientos morrones picados
- ½ cebolla picada
- 3 cucharadas de cilantro picado
- 4 dientes de ajo
- 1 jitomate
- Sal al gusto

(Procedimiento)

Moler los dientes de ajo y 1 jitomate agregarle los 4 primeros ingredientes.

SALSA MEXICANA VERDE

Ingredientes:

- 1 kg de tomatillos verdes asados
- 10 dientes de ajo
- ½ taza de cilantro picado
- 1 cebolla grande picada
- Sal al gusto

(Procedimiento)

Moler los tomatillos con los ajos. Vaciar a un recipiente agregar el cilantro, la cebolla y la sal al gusto.

SALSA DE TOMATILLO COCIDO

Ingredientes.

- 1 kg de tomatillo
- 10 dientes de ajo
- 1 cebolla picada
- 1 pimiento verde
- ½ taza de cilantro picado
- Sal al gusto

(Procedimiento)

Cocer los primeros 2 ingredientes, ya cocido y agregar el cilantro y la cebolla.

Moler los tomatillos, el pimiento verde, los ajos y la sal al gusto.

SALSA AMERICANA

Ingredientes:

- 4 jitomates asados
- 1 cucharada de orégano fresco
- 3 ajos
- ½ cebolla picada
- 3 cucharadas de perejil picado
- 1 cucharada de miel de abeja
- 4 cucharadas de aceite de oliva
- Sal al gusto

(Procedimiento)

Moler los jitomates poner en un recipiente y agregar todos los demás ingredientes.

SALSA TEXANA

Ingredientes:

- ½ kg de jitomates picados
- 3 cucharadas de perejil picado
- 1 zanahoria rallada
- 1 pepino rallado
- 1 jícama rallada
- 1 cucharada de orégano fresco
- 2 dientes de ajo finamente picado
- 1 litro de puré de tomate
- 3 cucharadas de aceite de oliva
- Sal al gusto
- 1 cucharada de miel de abeja

(Procedimiento)

Mezclar todos los ingredientes.

CHIMICHURRI

Ingredientes:

- 2 tazas de aceite de oliva
- 1 manojo de cilantro
- 1 manojo de perejil
- 10 dientes de ajo
- 10 ramas de orégano fresco
- 2 cucharadas de azúcar morena
- El jugo de 4 limones
- Sal al gusto

(Procedimiento)

Moler todos los ingredientes esta salsa se puede utilizar para ensaladas, pizzas, etc.

SALSA DE AGUACATE
A LA MEXICANA

Ingredientes:

- 2 aguacates maduros
- 5 dientes de ajo
- ½ litro de agua
- 4 pimientos morrones asados
- El jugo de 2 limones
- Sal al gusto
- 2 pepinos picados finamente
- ½ cebolla picada finamente
- 3 cucharadas de cilantro picado

(Procedimiento)

Moler los primeros 6 ingredientes. Vaciar a un recipiente. Agregar los pepinos, la cebolla y el cilantro y mezclarlo.

POSTRES

ARROZ CON LECHE

Ingredientes:

- ½ kg de arroz integral
- 3 tazas de leche de soya en polvo
- 3 rajas de canela
- 3 cucharadas de pasas
- 3 cucharadas de ajonjolí
- 3 cucharadas de amaranto
- 3 cucharadas de coco rallado
- 1 cascara de un limón
- 1 taza de miel de abeja

(Procedimiento)

En 1 litro de agua caliente remojar el arroz por una hora aproximadamente. Cocerlo con la canela las pasas el coco y el limón. En 2 tazas de agua moler el ajonjolí, el amaranto y la leche de soya. Agregar esto al arroz ya cocido. Continuar moviendo hasta que espese ya frio agregar la miel y mezclar perfectamente.

TEJUINO

Ingredientes:

- 1 kg. de masa de maíz
- 3 rajas de canela
- 1 kg de piloncillo
- 1 cucharada de vainilla
- 2 litros de agua
- Cubos de hielo al gusto
- Limón (el jugo al gusto)
- Sal al gusto

(Procedimiento)

Poner a hervir la canela y el piloncillo en 1 ½ de agua.

Licuar la masa con el ½ litro de agua sobrante. Añadir el atole de masa a la canela y el piloncillo hirviendo.

Sin dejar de batir constantemente, Para obtener una consistencia espesa. Dejar enfriar y agregar la vainilla y mover muy bien. Ya frio, se va preparando según se vaya necesitando con el hielo el limón y la sal al gusto.

FRUTAS CON YOGURT

Ingredientes:

- 1 taza de yogurt natural
- 3 guayabas picadas
- 2 manzanas en cuadritos
- ½ taza de fresas picadas
- 3 cucharadas de nuez picada
- 5 higos secos sin hueso
- Miel de abeja al gusto

(Procedimiento)

Moler el yogurt con los higos y la miel. Mezclar con el resto de los ingredientes.

MERMELADA DE GUAYABA

Ingredientes:

- 1 kg de guayabas finamente picadas
- 3 rajas de canela
- 2 tazas de agua
- 2 tazas de miel de abeja
- Nueces al gusto

(Procedimiento)

Poner al fuego las guayabas y la canela hasta que tomen la consistencia de mermelada se deja enfriar, agregar la miel y mezclar todo perfectamente. Servir adornado con nueces o se refrigera.

Este mismo procedimiento puede utilizarse para fresa, manzanas, mango etc.

POSTRE DE PLATANO

Ingredientes:

- 1 kg de plátano macho en cuadritos
- 2 tazas de agua
- 2 rajas de canela
- 2 tazas de leche de soya en polvo
- 3 cucharadas de ajonjolí
- 3 cucharadas de amaranto
- ½ taza de miel de abeja

(Procedimiento)

Poner al fuego el agua y el plátano con la canela, dejar hervir moviendo constantemente. Moler en la licuadora el ajonjolí, el amaranto y la leche en muy poquita agua y agregarlo a los plátanos. Mover constantemente por unos 10 minutos más aproximadamente retirar del fuego, dejar enfriar e incorporar la miel, batir muy bien hasta que todo esté mezclado.

FRESAS CON CREMA

Ingredientes:

- 1 kg de fresas frescas desinfectadas
- 2 cucharas de ajonjolí
- 3 cucharadas de amaranto
- 1 taza de leche de soya en polvo
- ½ cucharada de canela en polvo
- 1 taza de yogurt
- 1 taza de miel de abeja
- 100 grs. de nuez picada
- 1 cucharada de coco rallado

(Procedimiento)

Moler el ajonjolí, amaranto, leche en polvo, canela, yogurt y la miel se refrigera para que espese. Colocar en un molde las fresas, bañar con la crema batida. Adornar con la nuez picada y el coco rallado.

CAPIROTADA

Ingredientes:

- 10 medias noches o bolillos integrales en rodajas, dorados en el horno
- 2 jitomates picados
- 1 cebolla picada
- 2 rajas grandes de canela
- 50 grs. de pasas
- 3 tazas de leche de soya en polvo
- 1 rodaja de cascara de limón
- 2 quesos frescos
- 1 taza de miel de abeja
- 2 litros de agua

(Procedimiento)

Cocer en el agua los jitomates, la cebolla, la canela, las 3 tazas de leche de soya y la cascara de limón

Cuando esté bien cocido retirar del fuego, colar y añadir la miel. Se coloca una capa de pan, bañar con lo anterior a que queden perfectamente empapados.

Espolvorear con el queso y las pasas. Ir colocando las capas de esta forma hasta terminar. Hornear ½ hora aproximadamente.

PLATANOS RELLENOS NAVIDEÑOS

Ingredientes:

- 10 plátanos machos (sazones)
- 2 tazas de jocoque
- 1 taza de miel de abeja
- 1 taza de nuez picado

(Procedimiento)

Hornear los plátanos ya cocidos pelarlos y abrirlos a lo largo rellenar con jocoque y la miel. Adornar con la nuez.

HELADO NUTRITIVO

Ingredientes:

- 1 taza de leche de soya en polvo
- 3 cucharadas de ajonjolí
- 3 cucharadas de amaranto
- 3 cucharadas de avena
- 2 cucharadas de nuez
- ½ cucharadita de vainilla
- 1 cucharada de canela en polvo
- Miel al gusto

(Procedimiento)

En un litro de agua moler todos los ingredientes y vaciar en un recipiente o moldes y congelar.

HELADO DE COCO

Ingredientes:

- 1 coco fresco
- El agua de 2 cocos 1 litro aproximadamente
- 1 taza de leche de soya en polvo
- Miel al gusto

(Procedimiento)

Moler los ingredientes, y poner a congelar en moldes o recipientes.

HELADO DE GUAYABA

Ingredientes:

- ½ kg de guayaba
- 1 taza de leche de soya en polvo
- 4 cucharadas de ajonjolí
- 4 cucharadas de amaranto
- 1 ½ de agua
- Miel al gusto

(Procedimiento)

Moler todos los ingredientes poner a congelar en moldes o recipiente.

HELADO DE LIMÓN Y COCO

Ingredientes:

- 1 coco fresco
- 1 litro de agua de coco
- El jugo de 4 limones
- Miel al gusto

(Procedimiento)

Moler todos los ingredientes poner en el congelador en un molde o un recipiente.

HELADO DE ELOTE

Ingredientes:

- 2 elotes (los granos)
- 1 raja de canela
- 1 litro de agua
- 1 taza de leche de soya
- 4 cucharadas de ajonjolí crudo
- 3 cucharadas de amaranto
- Miel al gusto

(Procedimiento)

Moler los elotes con el agua. Póngalos a cocer con la canela ya cocidos retirar del fuego y dejar enfriar. Moler los demás ingredientes. Mezcle todo junto. Poner en moldes o recipientes y congelar.

HELADO DE DATIL CON YOGURT

Ingredientes:

- 1 litro de yogurt
- 1 taza de dátiles secos
- ½ taza de nuez
- Miel al gusto

(Procedimiento)

Remojar los dátiles por 6 horas en agua caliente.

Moler todos los ingredientes incluyendo los dátiles y congelar.

GRANOLA

Ingredientes:

- 3 tazas de avena
- 2 tazas de salvado
- 1 taza de amaranto
- 1 taza de ajonjolí
- 1 taza de centeno en hojuelas
- ½ taza de nuez
- ½ taza de cacahuate
- 1 taza de miel de abeja
- ½ taza de aceite vegetal

(Procedimiento)

Mezcle los primeros 7 ingredientes. Mezcle la miel y el aceite y agréguelo a los demás ingredientes revuelva todo muy bien. Horneé 40 minutos moviendo

Constantemente a que dore al gusto.

BEBIDAS DIETÉTICAS

BEBIDA DE VERDURAS NUTRITIVA

Ingredientes:

- 2 tazas de jugo de zanahorias
- 1 pepino
- 1 pimiento morrón
- 4 ramas de perejil
- 1 tallo de apio
- 1 limón (el jugo)
- ½ cucharada de miel de abeja
- 2 ramas de menta fresca

(Procedimiento)

Moler en la licuadora todos los ingredientes.

BEBIDA DE BETABEL

Ingredientes:

- 1 taza de jugo de betabel
- ½ taza de jugo de zanahoria
- ½ pepino
- 3 ramas de perejil
- 1 tallo de apio

(Procedimiento)

Moler todos los ingredientes perfectamente.

BEBIDA DE CLOROFILA

PURIFICA LA SANGRE Y ES DIGESTIVA

Ingredientes:

- 1 manojo de alfalfa fresca
- 10 ramas de menta fresca
- 5 ramas de yerbabuena fresca
- 5 ramas de ortiga fresca
- 1 litro de agua

(Procedimiento)

Moler y colar todos los ingredientes.

Es importante tomar diariamente clorofila de preferencia tómela antes del desayuno para limpiar los riñones y la sangre. La clorofila oxigena las células del organismo, de preferencia prepárela usted mismo o busque una marca confiable para cuando este fuera de casa una marca que yo pudiera recomendarle se llama Green Max y puede encontrarla en www.nutrientc.com.

BEBIDA DE PIÑA

Ingredientes:

- 2 tazas de jugo de piña fresca
- 2 cucharadas de miel de abeja
- 2 cucharadas de ajonjolí crudo
- 2 cucharadas de amaranto

(Procedimiento)

Moler todo perfectamente.

BEBIDA DE MANZANA

Ingredientes:

- 2 manzanas picadas
- 2 tazas de jugo de naranja
- 1 cucharada de ajonjolí
- 1 cucharada de amaranto
- 1 cucharada de miel de abeja

(Procedimiento)

Moler todos los ingredientes.

BEBIDA DE NARANJA

Ingredientes:

- 2 tazas de jugo de naranja
- 50 grs. de nuez
- 1 cucharadita de lecitina de soya

(Procedimiento)

Moler todos los ingredientes.

BEBIDA DE LEVADURA DE CERVEZA (Desamargada)

Ingredientes:

- 2 tazas de jugo de piña
- 1 manzana picada
- 1 cucharada de levadura de cerveza
- 1 cucharada de germen de trigo

(Procedimiento)

Moler todos los ingredientes.

BEBIDA DE NOPAL

Ingredientes:

- ½ taza de nopal
- 1 rebanada de piña
- 1 tallo de apio
- 4 ramas de perejil
- Agua al gusto

(Procedimiento)

Moler todos los ingredientes.

BEBIDA DE TORONJA

Ingredientes:

- 2 tazas de jugo de toronja
- 1 tallo de apio
- 3 ramas de perejil
- 1 cucharadita de polen de abeja

(Procedimiento)

Moler todos los ingredientes.

BEBIDA DE NARANJA

Ingredientes:

- 2 tazas de jugo de naranja
- ½ cucharada de salvado crudo
- ½ cucharada de germen de trigo
- ½ cucharada de levadura de cerveza

(Procedimiento)

Batir todos los ingredientes.

HORCHATA DE AVENA

Ingredientes:

- 1 taza de avena cruda
- 1 taza de leche en polvo de soya
- 1 cucharada de canela
- 3 cucharadas de amaranto
- 1 taza de miel de abeja
- 1 cucharada de vainilla
- 1 ½ de agua

(Procedimiento)

Moler todos los ingredientes.

HORCHATA DE AMARANTO

Ingredientes:

- 1 taza de amaranto
- 1 litro de agua
- 10 ramas de menta fresca
- El jugo de 1 limón
- La ralladura de un limón
- 1 taza de miel de abeja

(Procedimiento)

Moler todos los ingredientes.

HORCHATA DE ARROZ INTEGRAL

Ingredientes:

- ½ kg de arroz integral
- 2 rajas de canela
- 2 cucharadas de amaranto
- 2 cucharadas de ajonjolí
- 1 taza de leche de soya en polvo
- 2 litros de agua
- Miel o azúcar morena al gusto

(Procedimiento)

Se pone a remojar el arroz por 6 horas junto con la canela y el ajonjolí. Se muelen todos los ingredientes y se cuela.

JUGO DE VERDURAS Y MULTIVITAMINAS

Ingredientes:

- 2 tazas de jugo de zanahoria
- 2 tazas de jugo de betabel
- 1 tallo de apio
- 3 ramas de perejil
- 4 ramas de alfalfa
- ½ taza de espinacas
- ½ cucharadita de polen de abeja
- ½ cucharadita de levadura de cerveza
- ½ cucharadita de lecitina de soya

(Procedimiento)

Moler todos los ingredientes.

JUGO DE VERDURAS TERAPEUTICO

Ingredientes:

- 2 tazas de jugo de piña
- 1 cucharada de berro picado
- 1 cucharada de alfalfa picada
- 3 ramas de perejil
- 3 ramas de hierbabuena fresca
- 3 ramas de menta fresca
- 1 cucharada de diente de león
- 2 cuchadas de nuez cruda

(Procedimiento)

Moler todos los ingredientes.

BEBIDA DE SEMILLA DE CALABAZA

Ingredientes:

- ½ taza de semillas de calabaza fresca
- 2 cucharadas de menta fresca
- Agua y miel de abeja al gusto

(Procedimiento)

Moler todos los ingredientes combate los problemas de próstata y ciertos parásitos tomándolo en ayunas.

SUERO CONTRA LA DIARREA

Ingredientes:

- 3 limones (el jugo)
- 1 cucharada de miel de abeja
- Pizca de sal
- Agua al gusto

(Procedimiento)

Mezclar todo, esta bebida es nutritiva y medicinal contra la diarrea y la deshidratación.

CHAMPURRADO BLANCO

Ingredientes:

- 1 taza de coco fresco rallado
- ½ kg. de masa de maíz
- 3 tazas de leche de soya en polvo
- 3 rajas de canela
- 5 cucharadas de ajonjolí
- 5 cucharadas de amaranto
- Miel de abeja al gusto
- 3 litros de agua

(Procedimiento)

En un recipiente poner a hervir 1 litro de agua con la canela. Moler los demás ingredientes con el agua restante con excepción de la miel. Colar y agregar esto a la canela moviendo constantemente para que no se pegue reposar y endulzar con miel al gusto.

ATOLE DE FRUTAS

Ingredientes:

- 4 cucharadas de maicena
- 1 taza de guayabas
- 1 taza de mango finamente picado
- ½ taza de manzanas finamente picadas
- 2 tazas de leche de soya en polvo
- 3 rajas de canela
- 1 cucharadita de vainilla
- 3 litros de agua
- Miel de abeja al gusto

(Procedimiento)

Moler la mitad de las guayabas la otra mitad picarlas muy finamente.

Poner las guayabas molidas y picadas a cocer con el mango, las manzanas y la canela,

En 2 litros de agua.

Moler la maicena y la leche con el agua restante, añadir esto a las frutas, moviendo constantemente.

Quitar del fuego dejar reposar unos 30 minutos y agregar la vainilla y la miel al gusto.

TEPACHE

Ingredientes:

- 1 piña
- 1 ½ kg de piloncillo
- 2 litros de agua
- Cacahuate al gusto
- Nuez molida al gusto

(Procedimiento)

Lave la piña con su cascara perfectamente. Pele y muela la piña, con el agua indicada

Ponga la piña ya molida en un recipiente de vidrio, agregue las cascaras y el piloncillo. Tápelo y póngalo en un lugar oscuro por 7 días.

Sírvalo fresco con nuez y cacahuate.

REPOSTERIA

GALLETAS DE MAÍZ

Ingredientes:

- ½ kg de harina de maíz
- 1 taza de harina integral
- 2 cucharaditas de royal
- 1 taza de aceite vegetal
- ½ cucharadita de bicarbonato
- ½ taza de piloncillo o (azúcar mascado)
- ½ taza de agua

(Procedimiento)

Poner al fuego a derretir el piloncillo con el agua ya frio. Agregar el resto de los ingredientes. Amasar hasta que se incorpore todo perfectamente. Extender la masa cortar las galletas con un vaso de boca redonda o fórmalas a su gusto.

DONAS DE AMARANTO Y SOYA

Ingredientes:

- 2 tazas de harina integral
- 1 taza de harina de soya
- ½ taza de amaranto
- 4 cucharadas de azúcar mascabado
- 3 cucharadas de canela molida
- 2 ½ de royal
- 1 taza de leche de soya en polvo
- 3 huevos
- 3 cucharadas de aceite vegetal
- 1 taza de agua

(Procedimiento)

Mezclar todos los ingredientes, amasar hasta formar una masa manejable y dejarla reposar por 1 ½ hrs. se hacen las donas y freír en abundante aceite.

GALLETAS DE AVENA

Ingredientes:

- 1 taza de harina integral
- 2 tazas de avena
- 1 ½ cucharada de royal
- 1 taza de aceite vegetal
- 3 cucharadas de nuez
- 3 cucharas de amaranto
- 2 cucharadas de pasas
- 1 taza de azúcar mascabado
- 3 cucharadas de coco fresco rallado
- 1 taza de agua

(Procedimiento)

Mezclar todos los ingredientes hasta formar una masa suave. En una charola engrasada y se van formando las galletas a su gusto. Meter las galletas al horno de 10 a 15 minutos

Aproximadamente.

HOT CAKES DE SOYA

Ingredientes:

- 1 taza de ókara la masa que sobra de cuando se hace la leche de soya o (harina de soya)
- 1 ½ taza de harina integral
- 3 cucharas de amaranto
- 2 huevos
- 1 taza de leche de soya en polvo
- 1 cucharada de miel de abeja
- 2 cucharadas de royal
- Agua la necesaria para formar una mezcla

(Procedimiento)

Levantar las yemas agregar poco a poco todos los ingredientes levantar las claras a punto de turrón, incorporar mezclado todo. Formar a su gusto los hot cake en un recipiente engrasado caliente.

PASTEL DE SOYA Y TRES LECHES

Ingredientes:

- 2 tazas de harina integral
- ½ taza de harina de soya
- 2 cucharadas de royal
- 5 huevos
- 1 taza de leche de soya en polvo
- 2 tazas de agua caliente

INGREDIENTES PARA LA CREMA

- 1 taza de agua,
- 1 cucharada de vainilla
- 2 tazas de leche de soya en polvo
- 1 taza de amaranto
- ½ tazas de ajonjolí
- 2 tazas de miel de abeja

(Procedimiento)

Levantar las yemas agregar los demás ingredientes añadir el agua caliente poco a poco. Levantar las claras a punto de turrón. Incorporarlas mezclando todo. Vaciar en un recipiente engrasado. Meter al horno ½ hora aproximadamente.

Moler los ingredientes para la crema y colar. Sacar el pan ya cocido, déjelo enfriar y bañarlo con la crema, póngalo en el refrigerador.

PAN INTEGRAL

Ingredientes:

- 1 kg de harina integral
- ¾ de litro de agua caliente
- ½ cucharadita de sal
- 1 cucharada de azúcar morena
- 20 grs. de levadura seca
- 10 grs. de aceite vegetal

(Procedimiento)

Mezclar bien la levadura y el agua caliente. Enseguida agregar la harina, la sal, la azúcar y 5 grs. de aceite se revuelve todo perfectamente hasta formar una masa manejable, que no se pegue en las manos.

Engrasar la masa con aceite y se deja fermentar tapando con un plástico en un lugar tibio aproximadamente 1 ½ hrs. o hasta que aumente el doble.

Amasar de nuevo. Se hacen los panes y colocarlos en un recipiente previamente engrasado. Meter al horno caliente a 200°C unos 25 minutos o hasta que ya estén cocidos.

DONDE HAY NATURALEZA HAY VIDA!

BIENAVENTURADO ES QUIEN RESPETA LAS LEYES Y DERECHOS DE LA NATURALEZA.

CUIDA TU SALUD AL MÁXIMO RECUERDA QUE VIDA SOLO TENEMOS UNA.